100歳でも
元気なのは
どっち?

長生きする人・しない人の習慣

秋津医院　院長
日本内科学会認定総合内科専門医
秋津壽男

あさ出版

本書は、２０１４年に弊社で刊行した『長生きするのはどっち？』に
修正・加筆を行い、改訂版として刊行したものです。

はじめに

突然ですが、問題です。

全ての年代を通して、最も突然死の多いスポーツはなんでしょうか?

正解は、ランニングです。
これを聞くと、「健康に良いとされるスポーツなのに意外だな」と思う人もいるでしょう。では、さらに質問です。

ランニングが健康に良いとされる理由は、なんでしょうか？

いかがでしょう、何か明確な理由を挙げることができましたか？
おそらく、答えられなかった人も多いのではないでしょうか。

多くの人は、なんとなく健康に良いというイメージを持ち、ランニングを行っているのです。

実は、医師の立場からすれば、ランニングはおすすめできないスポーツです。
特に、健康志向の人の中には早朝にランニングを行っている人もいますが、それを続けると、突然死する危険性があります（詳しくは第3章で説明します）。

「健康のためにサウナに通っている」という人も多くいます。

「汗をかいて体重を落とそう」

「汗でデトックスをして健康に！」

このような目的で通っている人も多いと思いますが、これら全てには、科学的根拠がありません。

医師の立場からすれば、サウナは、「百害あって一利なし」。多くの人が勘違いして信じてしまっている健康神話なのです。

このような健康法以外でも、偏っていたり誤っていたりする情報をそのまま鵜呑《うの》みにしてしまう人がたくさんいます。

- **薬は、体にやさしい漢方を使っている**

漢方が西洋薬に比べて体にやさしいというのは間違いです。副作用もあります。

- **「頼りになる病院ランキング」で1位の、〇〇病院に手術をお願いすることにした**

その病院だと、経験の浅い医師に手術をされるかもしれません。

・**がんは放置したほうがいいらしい。どうせ治療しないなら、面倒な検診はやめよう**

今、多くのがんは、早期発見・治療でその9割が完治しています。

では、なぜ多くの人がこのような情報を鵜呑みにしてしまうのでしょうか。

原因のひとつとして、近年の情報量の急激な増加が考えられます。

医療や健康に関する情報は連日、まさに洪水のように溢れています。

そしてその多くは、残念なことに「誤ってはいないが、偏っている」、あるいは「誤った情報を検証せず、まことしやかに伝えている」ものばかりです。

もちろん、科学的な検証に基づいた正しい情報も発信されてはいますが、その大部分は地味な内容で、人々の耳目を集めるまでには至りません。

耳に大量に入ってくる、聞き心地の良い情報をそのまま信じて、多くの人が「健康のために」と寿命を縮めているのです。

本書では、長生きする人・しない人の習慣を40個の質問形式で用意しました。

それぞれの質問に対して、あなたなりの答えを考えた上で読み進めてみてください。

そうすることで、健康に良いと思われているけれど、実は誤った情報というものがいかに多いのかを実感できることでしょう。

そして本書を読み終わった頃にはきっと、情報を疑うことの大切さを学び、正しく判断して、健康長寿への道を歩んでいただけるはずです。

秋津医院院長　秋津壽男

contents

長生きする習慣はどっち？

第2章 意外と知らない「薬」の習慣

contents

第3章
100歳で差がつく「体づくり」の習慣

長生きする習慣はどっち？

第4章 がんばり過ぎず健康に!「食」の習慣

長生きする習慣はどっち?

第5章 知らないと怖い「日常生活」の習慣

長生きする習慣はどっち?

contents

第1章

いちばん大事な「病気と医療」の習慣

01

長生きする習慣は

どっち？

体調不良のときは
総合病院に行く

体調不良のときは
かかりつけ医に相談する

「ちょっと体調が悪いな……」

そんなとき、あなたはどの病院に行きますか？

近くにある診療所やクリニックに行こうとする人もいれば、県立や市立の総合病院、あるいは大学病院に行こうとする人もいるでしょう。

どの病院に足を運ぶのが正解なのでしょうか。

医療には3つの段階がある

医療は、外来診療にあたる「1次医療」、入院や検査、手術などの「2次医療」、先進医療を行う「3次医療」の3つの段階に分けられます。

そして、それぞれの段階によって、病院は次のように分類されます。

- 1次医療↓地域に密着した診療所、クリニック
- 2次医療↓入院や専門外来の機能をもつ総合病院
- 3次医療↓国の承認を受けた大学病院やがん研究センターなど特定機能病院

それぞれの病院には、各段階に適した役割があります。

たとえば、総合病院や大学病院は、２次や３次医療の機関なので、手術や検査のために高度な設備を用意しています。しかし、患者さんを多数抱えているため、どうしても一人ひとりの体の変化には気づきにくいものです。

その点、１次医療である診療所やクリニックにかかりつけ医がいると、患者数も限られているため、「以前に比べると、少し痩《や》せましたね」というように、体の些細《ささい》な変化にも気づいてもらえて、がんなどの大病の早期発見につながります。

さらに、手術が必要になった場合にも、こうした１次医療の医師、かかりつけ医がとても大切になります。

２次、３次医療が必要になった際、「確かな腕をもち、人柄も良い、最高の医師を紹介してほしい」とかかりつけ医に頼めるかどうか。

それができれば、**大学病院にせよ、公立病院にせよ、腕のたつ信頼できる医師のいる医療機関を紹介してもらうことができます。**

その意味でも、普段から1次医療に適した診療所やクリニックに通って、かかりつけ医を作っておくことが大切なのです。

POINT

病院には、1次医療から3次医療までの段階に合わせた役割がある。普段から、1次医療のかかりつけ医との関係を作っておくことで、大病を早期に発見できる可能性が高まり、手術が必要なときには、腕のたつ医師がいる病院を紹介してもらえる。

02

長生きする習慣は

どっち？

かんたんな手術でも
大学病院で受ける

かんたんな手術ならば
中堅病院で受ける

先ほど、腕のたつ医師はかかりつけ医に紹介してもらうのが良いと述べました。

しかし、「完全にかかりつけ医に任せてしまうのはやっぱり心配……」「そもそも、信頼できるかかりつけ医が見つかっていない……」という人もいることでしょう。

そんなときは、次のようなポイントを参考に病院と医師を選んでみてください。

かんたんな手術なら中堅病院、難しい手術なら大学病院

まずは「手術の難しさ」です。かんたんな手術で済む病気には、大学病院はあまりおすすめできません。

大学病院には、学生を医師として育成するという役割があります。


盲腸やそけいヘルニア、痔などのかんたんな手術は、手技の習熟のために、経験の浅い医師や研修医に任せることが多いのです。


医療ミスにつながるとは言いませんが、そのような手術であれば、実績のある中堅病院やクリニックを選んだほうが安心できるでしょう。

ほかにも、脳外科では慢性硬膜下血腫、整形外科では四肢の通常骨折なども、経験

の浅い医師に任せることが多いです。
難病や手術の難しい病気ならば、大学病院や国公立の総合病院にかかると良いでしょう。これらは研究施設としての役割が大きいので、難病の治療や、心臓や脳などの難しい手術では、最新機器での先進医療を受けることができます。

ランキングを信じてはいけない

また、病院選びの際に、雑誌やインターネット上に載っている「病院ランキング」の順位を鵜呑みにすることも危険です。
「病院ランキング」は、医療ジャーナリストや編集者が、各病院から厚生労働省に提出されている手術実績などをもとにランキングを作成することが多いのです。

ここで注意したいのが、「成績が良い＝腕のたつ医師がいる」ではないということです。

病院の中には、難しい手術を積極的に受け入れる病院もありますが、反対に、かんたんで治りやすい症例を選んで手術をし、難しい手術は他所の病院に紹介して引き受けてもらっている病院もあります。

このようにかんたんな症例を多く手術している病院では、成功率98％といった好成績の数字が出てランキングが上位となっているだけで、実は難しい手術の実績はない、ということが起こり得るのです。

病院を選ぶ際には、自分の病気についての手術実績を調べることで、ランキングとのギャップを埋めることができるでしょう。

POINT

盲腸や痔などのかんたんな手術は、大学病院では経験の浅い医師が担当する可能性がある。安心して手術を受けたいなら中堅病院に行くのが有力な選択肢。ランキングや病院の規模で選ばず、自分の病気についての手術実績を確認することが重要。

03

長生きする習慣は

どっち？

口コミサイトで病院を探す

実際に行ってみて病院を決める

病院を探すとき、多くの人がインターネットの無料口コミサイトなどを参考にするのではないでしょうか。

しかし、無料サイトでお金を払わずに情報が得られるのには、理由があります。

無料の口コミサイトほど怖いものはない

たとえば、私の病院にも、「評判の良い書き込みをします。口コミの悪評を消します」という営業メールが毎日のように送られてきます。

お金を払うと、口コミを書き換えてくれる業者がたくさんいて、無料サイトはそのように作られているのです。

無料サイトの口コミだけで、自分のかかりつけ医を決めては駄目だということです。

一方、『日本経済新聞』の「日経Goodayマイドクター」などの有料会員制サービスでは、会費を払った人のための情報が提供されており、そこでは先ほどの口コミ情報業者は介在しません。

専門家への取材をもとにした記事を読むことができますが、このような情報は基本的には有料であることを忘れないでください。

「お試し」で行ってみることが重要

インターネットで情報を集めるのもいいですが、まずはお試しで病院に行ってみると良いでしょう。

病院の雰囲気や医師の人柄、あなたとの相性、どの医師が執刀してくれるかなどは、実際に足を運んでみなければ分かりません。

風邪をひいたときのほか、自治体健診や区民健診、市民健診、インフルエンザのワクチン接種などの機会を利用して、気になる病院の中の様子を調べてみましょう。

病院に入ってみると、おしゃれな建物なのに掃除されておらず、ほこりだらけであったり、スタッフの態度が冷たかったり、医師がパソコンの画面ばかり見てこちらを全然見ないといった様子が分かるかもしれません。

あるいは逆に、健診や予防接種を受けに行っただけなのに、「何か気になっていることはありませんか？」「もしかしてお父さんも血圧が高いですか？」など、よもやま話のように聞いてくれる医師がいるかもしれません。

命を預ける病院・医師選びですから、有名な医師がいるか、きれいな施設かなどよりも、「この人ならば信頼できる」と思えるかどうかが大切です。

そのためには、病院の様子を見る必要があります。だからこそ、実際に行ってみることが重要なのです。

POINT

信頼できる情報は基本的には有料であることを認識する。口コミサイトの情報だけで病院を探すのではなく、予防接種などの機会に病院に行って医師との相性を確かめることが重要。

04

長生きする習慣はどっち？

がんは治療しないほうがいいと聞いたので放置する

がんは早期発見して治療する

昨今、がん治療に対して否定的な主張を示す本やブログが流行しています。がんの早期発見・治療に関して、「早期発見は意味がないし、そもそもがんを治療する必要はない」と思っている人もいるかもしれません。

治療しないほうがいいがんがあることを完全に否定はできませんが、だからといって、早期発見と治療をためらう必要はないでしょう。

今では、胃がん、肺がん、大腸がん、乳がん、子宮頸がんの9割が、早期発見・治療でほぼ完治しているのですから。

「がん」とは何か

そもそも、がんとは何かについて、かんたんに説明しましょう。

一般的に「がん」とよばれるものは、上皮という細胞から発生する悪性腫瘍で、基本的には口からお尻までの管とその周囲に付着している組織にできるものを指します。

主な悪性腫瘍には、口腔がん、舌がん、咽頭がん、喉頭がん、肺がん、食道がん、胃がん、大腸がん、直腸がん、乳がん、肝臓がん、腎臓がん、すい臓がん、胆のうがん、皮膚がん、子宮頸がんなどがあります。

それ以外の箇所にできるものは肉腫とよばれます。

たとえば、筋肉にできたら筋肉腫、骨にできたら骨肉腫、神経にできたら神経肉腫です。また、悪性脳腫瘍も一種の肉腫です。

ただし肉腫は、成人にはまれな腫瘍で、成人の悪性腫瘍の1%以下となります。

早期発見はますます重要になる

胃がん、肺がん、大腸がん、乳がん、子宮頸がんの5つが、早期治療で9割がほぼ完治しているとお話ししましたが、それ以外のがんでも、治療は劇的に変わってきています。

たとえば、かつて一番厄介と言われていた食道がんは、早期発見ができれば、ほとんど切らずに胃カメラによる手術で治るようになりました。

早期発見・治療の効果が期待できるがん検診の内容

胃がん検診

検査項目
問診に加え、胃部エックス線検査、または胃カメラ検査

対象者	受診間隔
50歳以上	**2年に1回**

肺がん検診

検査項目
問診、胸部エックス線検査および喀痰（かくたん）細胞診

対象者	受診間隔
40歳以上	**年1回**

大腸がん検診

検査項目
問診および便潜血検査

対象者	受診間隔
40歳以上	**年1回**

乳がん検診

検査項目
問診および乳房エックス線検査（マンモグラフィ）

対象者	受診間隔
40歳以上	**2年に1回**

子宮頸がん検診

検査項目
問診、視診、子宮頸部の細胞診および内診

対象者	受診間隔
20歳以上	**2年に1回**

厚生労働省HP「早期発見・早期治療につなげるために 正しく知ろう！　がん検診」参考

２０１２年、ある人気歌舞伎俳優は、食道がんの手術後の経過が悪くて亡くなりました。

その手術は、完全に開腹して、食道を切り取って胃を削って引っ張り上げてつないでという大手術だったそうです。今は、そのような大きな負担のかかる手術をしなくても、カメラで内側から食道を治療するという新しい方法があります。

また、オプジーボという免疫治療薬の登場により、従来の抗がん剤のような副作用を出さずに、より効果的に治療することも可能になりました。

早期発見により、病の進行を遅らせることができれば、その間に新しい治療法の発見が期待できるのです。

せめて五年あとだったら治療できたのにと、悔やまれる方たちがたくさんいます。

戦前までは、脚にけがを負ったときに傷口が化膿して壊疽《えそ》するのを防ぐために、脚を切断するというのは医学的には常識でした。今の人からすれば、抗生物質で治療すれば脚を切ったりしなくて済むのに、と思うでしょう。

それと同じように、数十年後には、「昔はがんになって胃を切除していたなんて、信じられない。そんなことをしなくても治るのに……」と驚かれるはずです。

それほどまでに、医療技術の発展は目まぐるしいのです。

がんは不治の病ではなくなってきています。

だからこそ、早期発見・早期治療がますます大事になっているのです。

POINT

がん治療の技術は飛躍的に進歩しており、早期発見・治療によって病の進行を遅らせている間に新しい治療法の発見が期待できる。早期発見・治療の効果には科学的な根拠があるので必ず検査を受けるようにしよう。

05

長生きする習慣は

どっち？

血便が少し出ているだけなら
止まるまで放っておく

症状がなくても定期的に
大腸カメラ検査を受ける

早期発見・治療で治るがんのひとつに大腸がんを挙げましたが、その死亡者数は近年急増しています（35ページ参照）。

２０２２年のがん死亡者数は、男性では1位の肺がんについで大腸がんが2位。女性では1位が大腸がん、2位が肺がんとなっています。

一方で、大腸がんは進行がとても遅く、また、肛門からの内視鏡（大腸カメラ）検査が可能なので発見しやすいがんです。

先ほどお話ししたように、大腸がんの早期発見・治療例ではその9割がほぼ完治しています。それなのに、こんなにも死亡者数が多い原因のひとつとしては、検診の受診率が低いことが挙げられます。

大腸がん検査を受けない理由は？

大腸がん検査のひとつである、便潜血検査を毎年受診している40～60代の割合は、42％にとどまっています。特に40代女性の受診率は35％と最も低いという統計が出ています。

さらに、大腸がん検診には問題点があり、そのことが死亡者数の増加に拍車をかけています。

たとえば、子宮頸がんの検査なら、陽性だったらがん、陰性だったらがんではないとはっきり分かります。

しかし、便潜血検査はあくまで便中の潜血の検査であって、精密な大腸がん検査とは言えません。

便潜血検査は便中に血液がないかをまず調べるのですが、**粘膜の隙間にいるおとなしいがんの場合は出血しないので、便潜血検査が陰性だからといって大腸がんの心配がないとは言い切れないのです。**

反対に、陽性の反応が出たとしてもがんだとは言い切れないのが厄介です。

便潜血検査は、浴槽に血を一滴垂らしても反応するくらい高い精度の検査で、がんではなく軽い痔による出血でも、陽性の結果が出てしまうのです。

実際に、陽性判定後に多くの人が「痔で出血しているだけだろう」「自覚症状がないから大丈夫だろう」と自己判断で大腸カメラ検査を断っています。

がんの部位別死亡率の年次推移

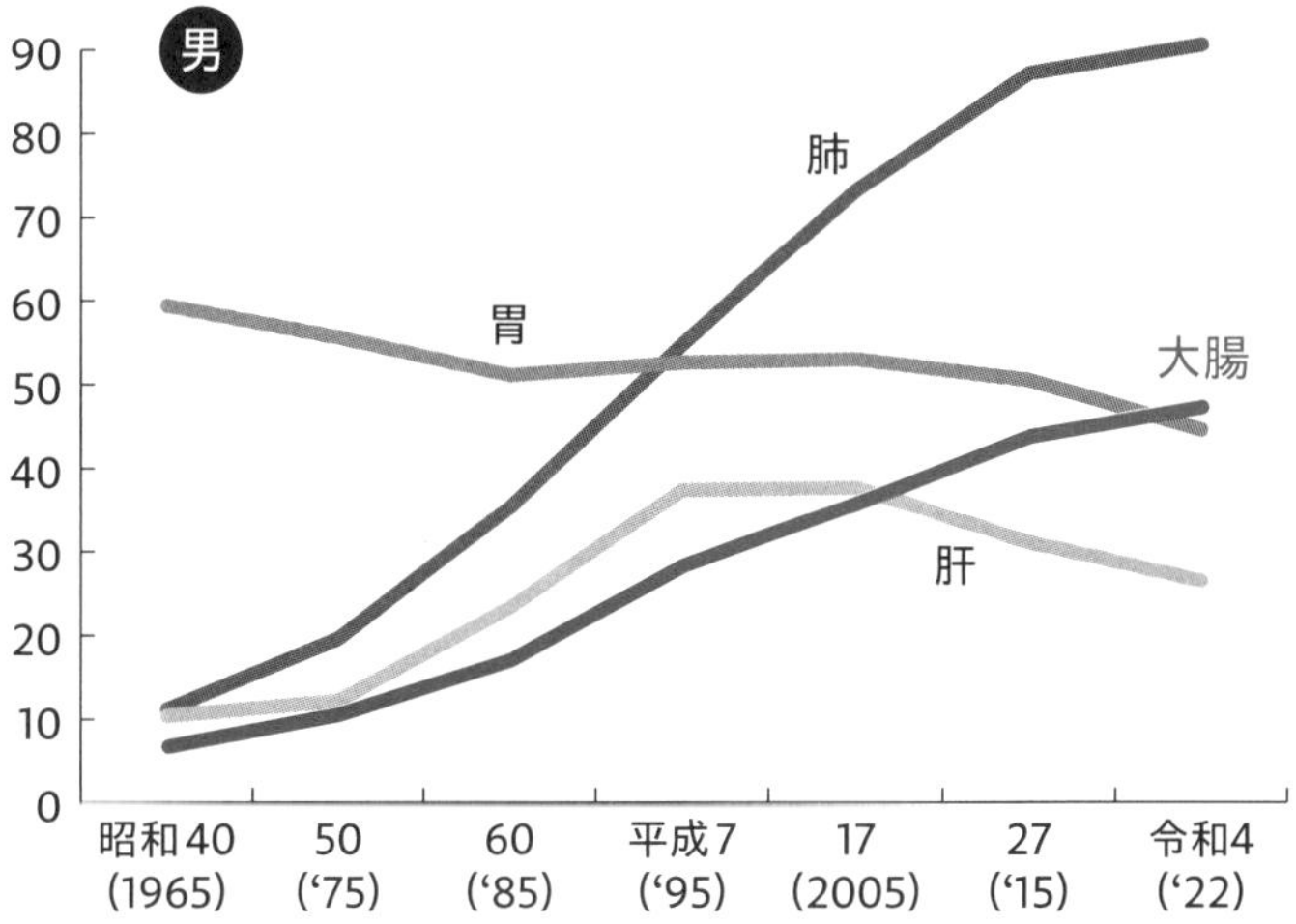

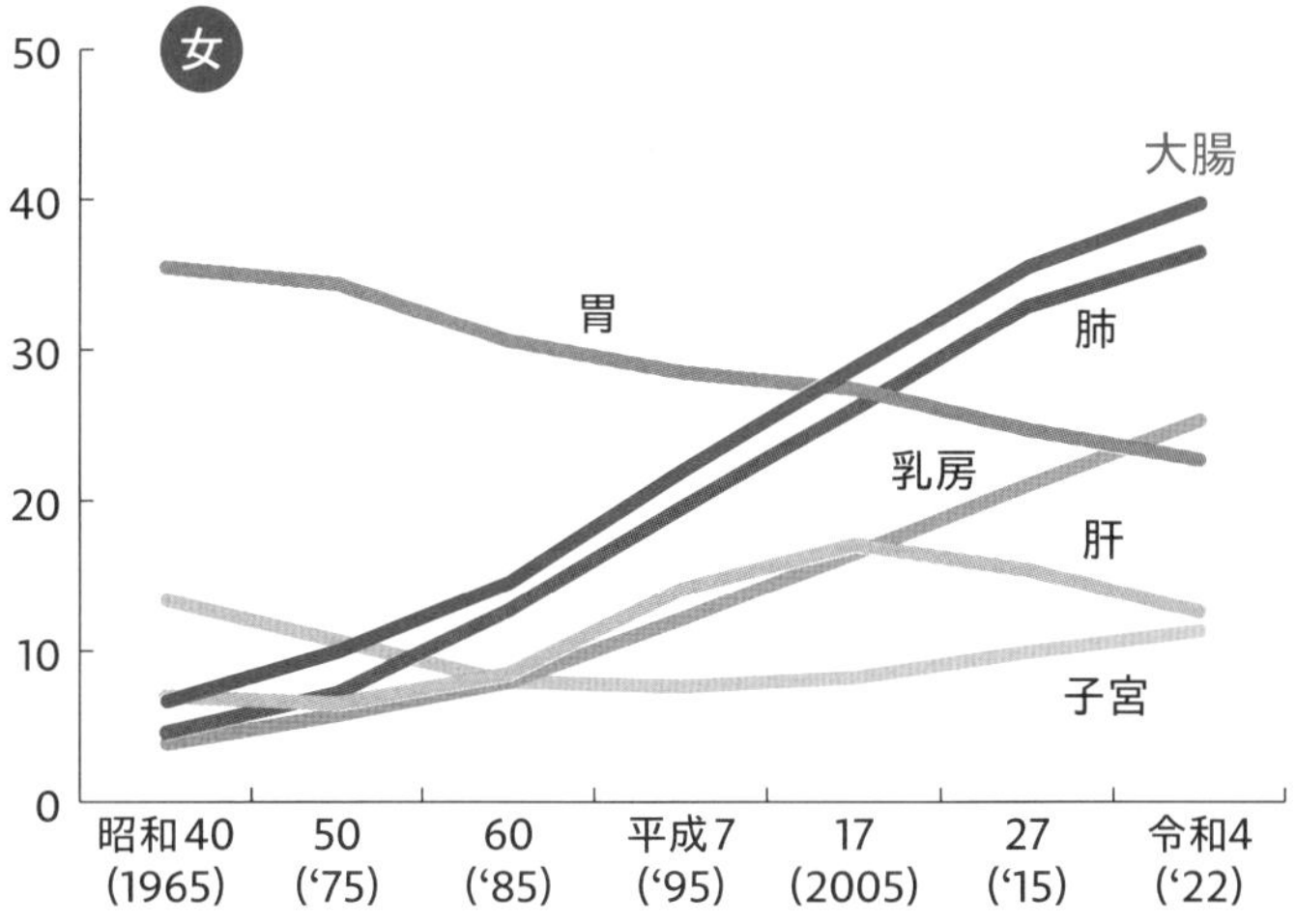

厚生労働省HP「令和4年（2022）人口動態統計月報年計（概数）の概況」参考

医師も躊躇する、つらい検査「大腸カメラ」

大腸がん検査の次の段階である精密検査「大腸カメラ」は、医師も検査を躊躇《ちゅうちょ》するほどつらいものだという問題があります。

まず大腸の中をきれいにするために、大量の下剤を飲んで、20～30回も排便しなければなりません。

そのあとに肛門から内視鏡を入れるのですが、検査に10～20分は要します。場合によっては腸捻転のような痛みが走ることもあり、とても大変なのです。

そのため、医師としてもあまり患者さんに負担をかけたくないために、便潜血反応が陽性でも、もともと痔だという人には**「痔のせいで出血の陽性反応が出たのかもしれないから、少し様子を見ましょうか」とお茶を濁し、結果的にがんを見逃すことがあるのです。**

では、大腸がんを早期発見するための良い手段はあるのかというと、現状では「大腸カメラ」くらいしか選択肢がありません。

つらいことには変わりありませんが、今は全身麻酔をかけることもできるので、検査中の痛みに関しては解決することができます。麻酔薬のリスクも出てきますが、大腸がんを見逃すことに比べれば、目をつぶってもいいレベルでしょう。

消化器科の専門医は、「大腸がんの進行は遅いし、早期発見なら9割は治るのだから、五年に一度でいいから内視鏡検査を受けてほしい」と口を酸っぱくして言っています。

長生きのためだと思って、ぜひ皆さんも検査を受けるようにしましょう。

POINT

大腸がんは早期発見・治療できれば9割の人は完治する。便潜血検査では、大腸がんを見落とす可能性がある。自覚症状がなくても五年に一度は大腸カメラ検査を受けよう。

06

長生きする習慣は

どっち？

近親者に乳がん患者がいるので、数年に一度は乳がんの検査を受ける

近親者に乳がん患者がいるので、遺伝子検査で乳がんのリスクを調べる

女性のがん罹患数は、2位の大腸がんを抜いて乳がんが1位で、近年増加傾向にあります。

現在、乳がんの手術は、乳房全体を切除する方法のほかに、腫瘍とその周囲の乳腺を切除する「部分切除」という方法があります。術後の生存率に大きな違いはありません。

遺伝子検査でリスクをコントロールする

2013年に、アンジェリーナ・ジョリーが遺伝子検査の結果をもとに、まだがんになっていない左右の乳腺の切除手術を決断したと公表したときには、大きな話題になりましたね。

遺伝子検査とは、すでにがんになっているかではなく自分ががんになりやすい遺伝子を持っているかどうかを調べ、遺伝子単位でがんのリスクを調べるものです。

近年、乳がんは遺伝子検査の精度が上がって、発がんリスクがかなり正確に分かるようになってきています。

もし自分が乳がんを発病しやすい遺伝子を持っているということが分かれば、事前に対策をとることができます。

アンジェリーナ・ジョリーは、母親や近親者が乳がんや卵巣がんで亡くなっており、遺伝子検査で自身もがんのリスクが高いことが分かりました。

もちろん、手術の是非については、最先端医療の医師たちが関わってどうするのが良いかを話し合い検討したはずです。

その結果、**がんが発生してから手術をするよりも、まだ乳がんになっていない段階で切除するほうが、乳房をもともとの形に近い状態で残すためにも望ましいという決断に至ったのです。**

遺伝子検査を受けて乳がんのリスクが高いと判明したら、普通は二年に一回受診するマンモグラフィー検査を一年に一回にする、ホルモンバランスを崩すサプリメントの使用を避けるといった対策をとることができます。

また乳がんは、体の外から自分で乳房を触って異常を確かめることができる数少ないがんのひとつです。セルフチェックによって自分で見つける方法もいろいろあります。実際に、入浴時に自分で触診してがんを見つけた人や、パートナーが愛撫しているときにがんを見つけたという人がいらっしゃいます。

乳がんは、早期発見で転移する前に治療できれば高い確率で完治することができます。そのため、遺伝子検査によって自分の発がんリスクを知っておくことや、日頃から乳房に異常がないかをチェックすることがとても有効なのです。

POINT

乳がんは遺伝子検査によって、発病のリスクまで分かるようになった。近親者に乳がん患者がいるなら、発がんリスクを調べておこう。また、セルフチェックを日頃から行っておくことで、早期発見と治療につながる。

07

長生きする習慣は
どっち？

毎年、バリウム検査を受ける

三年に一回、胃カメラ検査を受ける

胃がんは、早期発見が可能ながんのひとつに挙げられます。

では、早期発見のためにより効果的なのは、バリウム検査と胃カメラ検査、どちらでしょうか。

結論から言うと、今は断然、胃カメラ検査です。

胃カメラの性能が大きく向上している

近年、胃カメラの性能は、驚くほど向上しました。

カメラの画像を見ながら、胃粘膜にあてる光の波長を切り替えることで、粘膜の異常を発見しやすくなっています。

また、ＡＩ技術の活用による技術革新も起きています。

われわれ医師は、胃カメラの映像を見たときに経験上の判断で、「大丈夫そうですね」とか「これはがんかもしれません」と言っています。

しかし今は、ＡＩのディープラーニングでがんの写真と正常な組織の写真を、たとえば１００万枚ずつ学習させれば１００万件のデータをもとに、自動でがんの可能性のある場所を示してくれます。

このような医療技術の進歩により、バリウム検査のメリットはほとんどなくなりました。バリウムによる被ばく量、バリウム検査後の便秘といったものも考えると、バリウムはもうすすめられません。

なので、毎年の定期健診セットのバリウム検査をする人よりも、オプションで三年に一回は胃カメラ検査を受ける人のほうが、がんを早期発見できて長生きすると言えます。

胃カメラ検査をして異常がなければ、また三年後に受診するだけでいいですが、胃炎やポリープ、逆流性食道炎など病気の疑いを指摘された場合は翌年も検査を受けるようにしましょう。

胃カメラ検査は苦しいから毎年はいやだという人も多いでしょう。

しかし、この点に関しても今は、細いカメラを鼻から入れたり、麻酔を使ったりするケースも多く、以前よりも負担が少なくなっています。

これまで胃カメラ嫌いだった方も、苦手意識が消えるかもしれません。ぜひ一度挑戦してみてください。

POINT

胃カメラの性能は驚くほど向上した。毎年の定期健診でバリウム検査を受けるよりも、三年に一回はオプションで胃カメラ検査を受けたほうが、がんなどの病気の早期発見が期待できる。

08

長生きする習慣は
どっち？

最新のがん検査をすぐに受ける

最新のがん検査はすぐに受けず、効果が検証されるまで様子をみる近年、新しいがん検査がいろいろ出てきています。

ＰＥＴ（陽電子放出断層撮影）という検査方法は、かなり知られるようになりました。その仕組みは次の通りです。

がん細胞は正常細胞の数倍のブドウ糖を取り込むため、検査薬に含まれる特殊なブドウ糖は、がん細胞の増殖している部位に集まります。ＣＴ装置で全身を撮影すると、その部分が赤く光ってがんを見つけられるというものです。

ＰＥＴによって、従来の検査では難しかった、ごく初期のがんを見つけることができるようになりました。

また、最近話題になっているリキッドバイオプシー（液体生検）は、血液中にがんの遺伝子があるかどうかを調べる検査です。

体内にがんがある場合、血液中には、ちぎれたがん遺伝子がフラフラと流れています。それは、５ℓの血液の中に１、２本流れているかどうかという程度のごく微量のものですが、そんながん遺伝子をリキッドバイオプシーによって検出することができるようになりました。

最新検査も万能ではない

ＰＥＴやリキッドバイオプシーなどは、「全身のどこか」にがんが存在するかどうかを知りたいときには有効です。

しかし、体のどの部位にがんがあるのかまでは特定できません。

検査で陽性の結果が出たが、どこにがんがあるかは特定できず治療できない、という状況は患者さんにとって大きなストレスになるでしょう。

なので、ある特定の部位にがんが存在するか知りたいときには、このような検査を受けてもあまり意味がありません。

かつては、ＰＥＴ以外にすい臓がんの有効な検査方法がなかったために、すい臓がん検査にはＰＥＴが用いられてきました。

しかし、今はＭＲＣＰというＭＲＩの特殊な検査によって、すい臓の管の状態までかなり分かるようになったことでＰＥＴに頼る必要はなくなりました。

また、テレビでも宣伝されていたN-NOSEは、線虫という生き物を利用した手軽な最新検査として話題になりましたが、その検査精度については論争が繰り広げられています。

さらに、最新の検査はがん検診の目的では保険適用の対象にならないこともあり、自己負担で高額になるため、急いで飛びつく必要はないと思われます。

最新のがん検査については、それが緊急で必要ない場合には、検査の効果を検証するデータが出揃った頃に受けても遅くはありません。

POINT

最新のがん検査には、部位の特定ができないものや検査精度を証明するデータに乏しいものがあり、保険適用がきかない場合は自己負担で高額になる。緊急性がなければ急いで飛びつく必要はなく、検査の効果を検証するデータが出揃うまで待ってもいい。

09

長生きする習慣はどっち？

個人の闘病体験記などで情報を集める

公的医療機関のサイトで情報を集める

病気と診断されたとき、その病気について、インターネットを使って誰でも調べられるようになりました。

そのとき、情報の発信元を正しく選択して利用する人と、不確かな情報を鵜呑みにしてしまう人がいます。

あなたの情報収集の仕方は大丈夫でしょうか？

医師が利用している3つの情報源

まず、個人の体験記やSNSの情報には、注意が必要です。

「私はこの方法で治りました」と書いてあったとしても、それは患者一万人のうちの一人の「私」がそう言っているということでしかありません。

信用すべきはエビデンス（科学的根拠）に基づいた情報です。

たとえば、ある治療法について1000人が同じ条件で治療を受けた場合、何人に効果が現れたかといった情報です。

数あるインターネットの情報源の中で、私たち医師が信頼している情報の発信元を

3つご紹介します。

1つめは、国立がん研究センターや国立循環器病研究センターなど、公的医療機関のホームページです。

今は、各機関が発行した医療情報冊子や統計資料がネットから閲覧できます。たとえば、「食道がん　解説」と入力して検索すると、たくさんの冊子やリーフレットが出てきます。

難しい専門用語を使わない一般向けのページも増えてきています。

2つめは、大学病院をはじめとする総合病院のホームページです。

たとえば、東京大学医学部附属病院の各診療科ページでは、疾患や症状について一般の人が読んでも理解できるように解説されています。

3つめは、製薬会社のホームページです。

製薬会社やそのグループ会社のサイトでは、病気の説明や、症状から推測される病名の紹介などを見ることができます。

製薬会社のサイトは自社製品の宣伝ばかりではないかと思う人がいるかもしれませんが、その商品ページを見てもすぐに薬を買えるわけではありません。

まずは病院で診察を受け、医師の判断で処方箋を出してもらうというワンステップをはさむので、参考にしても問題はないでしょう。

インターネットで正しい健康情報を得るために、まずは以上3つを有効に活用してみてください。

POINT

ネットで調べるときには、個人の体験記やSNSの情報には注意する。情報の発信元が、エビデンスに基づく調査結果を出しているか確認しよう。まず参考にすべきは、公的な医療機関や大学病院、製薬会社などのホームページ。

10

長生きする習慣はどっち？

がんと診断されたら、できるだけ多くのセカンドオピニオンを受ける

がんと診断されたら、病院数を絞ってセカンドオピニオンを受ける

以前は、セカンドオピニオンといえば、医師を品定めするドクターショッピング、浮気者といったネガティブなイメージがあったかもしれません。

しかし今では、患者の権利としてきちんと認められるようになりました。

セカンドオピニオン外来を設置している病院も増えていますし、自費負担額の上限額が決まっていたり、公的医療保険が適用される場合もあったりします。

セカンドオピニオンに時間をかけてはいけない

だからといって、サードオピニオン、フォースオピニオン、フィフスオピニオンまで聞きに行って時間をかけるのは良くありません。

特にがんの場合、時間をロスするのは最も避けたいことです。

病院をいくつも回っている間に転移して手遅れになってしまったということが意外にも多いのです。

とにかくスピードが大事なので、セカンドオピニオンを受けに行くときは、最初の病院での検査データやレントゲン写真をもらって、次の病院に持っていくようにしま

しょう。

手ぶらで次の病院に行ってしまうと、また最初から検査を受けなくてはならず、時間を大幅にロスすることになるからです。

検査データをすんなり入手するコツ

患者がセカンドオピニオンを受けたいと伝えると、腹を立ててしまう医師もいるかもしれません。

そのような場合には、「私は先生を信頼しているし、先生に治療してほしいのですが、家族がセカンドオピニオンを受けるようにとうるさいので……」と、家族のせいにする方法があります。

家族が知り合いの医師に相談しろと言ってきかないので、私の検査データをお借りできませんかと聞いてみるのです。

「検査データのコピーをいただくことはできるでしょうか、有料で結構ですし、今難しければ後日、取りに来ますから」と伝えると良いでしょう。

残念ながら、それでも怒ってしまう医師はいるかもしれません。

しかし、そのような医師とは今後の診療でも信頼関係を築くことはできませんし、こちらからお断りしてもいいと思います。

また、自分の診断に自信がなくて、人に批判されるのではないかと思っている可能性もあります。

一方、「分かりました。ちょっと今日は診察で忙しいけれど来週までに作ってきますからね」などと言ってくれる医師であれば、自分の診療に自信があって、人に見られて恥ずかしくない治療をしていることが分かります。

つまり、セカンドオピニオンのための情報提供を頼んでみることが、医師を見極める試金石になるわけです。

なお、別の病院でセカンドオピニオンを受けたあとで元の病院に戻ることになったとき、「やっぱり先生のところでお願いします」と言われれば、たいていの医師はものすごく喜ぶものです。

手術に関するセカンドオピニオンは、別の診療科へ

手術に関してバランスのとれた判断をするには、外科で言われたことは内科に相談し、内科で言われたことは外科に相談するのがコツです。

たとえば、喉頭がんの手術をすすめられたとします。

喉頭がんには、放射線治療のほうがいい場合と、手術で切除したほうがいい場合があるので、セカンドオピニオンを受けてみるのは良い判断でしょう。

外科の医師は、手術する方向で考える傾向があります。

どちらの治療法もあり得るという場合には、手術をすすめる外科医がほとんどです。

一方で、内科の先生は自分が手術をしないので、切らないで治療しようと考える傾向にあります。

なので、手術に関するセカンドオピニオンを受ける際は、現在かかっている診療科とは別の診療科で判断を聞くと良いでしょう。

もし、外科の医師が「切らないほうがいい」と言うときは本当に手術しないほうがいいですし、内科の医師に「切ったほうがいい」と言われたときには本当に手術したほうがいいのだと納得することができます。

セカンドオピニオンはうまく利用すれば、より効果的な選択肢を見つけられるだけでなく、自分自身が治療方針に納得でき、安心して治療に臨むことができます。ぜひこれらの方法を試してみてください。

POINT

がんのセカンドオピニオンを受ける場合は件数を絞り、時間をかけ過ぎないようにする。初めの病院で検査データをもらっておくと、次の病院でかかる時間を短縮できる。また、最初に診断を受けた診療科と別の診療科の意見を聞くことも効果的。

11

長生きする習慣は

どっち？

健康診断が「異常なし」なら
満足する

健康診断が「異常なし」でも
安心しない

「健康診断で異常値が見つかって再診を受けた。でも、病院の再検査では問題なしと言われた。本当のところはどうなんだろう……」

このような経験をしたことがある人は多いかもしれません。

なぜこのようなことが起きるのでしょうか。

それは、**病院の検査で設定されている正常値と、各自治体が行う健康診断や企業健診での正常値の基準が違うからです。**

健康診断の正常値は厳しく設定されている

健康診断の目的は、少しでも病気が疑われる人を見つけ出すことにありますから、病院に比べると厳しい基準が設定されていることが多いのです。

たとえば、『糖尿病標準診療マニュアル２０２３』（日本糖尿病・生活習慣病ヒューマンデータ学会）によると、空腹時の血糖値の正常域は１１０㎎／dℓ未満で、１１１～１２５㎎／dℓの範囲は「糖尿病予備群」、そして、１２６㎎／dℓ以上になると糖尿病と診断されます。

しかし、健診では110㎎／dℓを超えると「糖尿病の疑いあり」、あるいは101㎎／dℓという低い数値でも、異常値とみなされることがあります。

がん検診でも、それは顕著です。

たとえば、PSA（前立腺がんの腫瘍マーカー検査※）の場合、がん検診の正常値は1・0ng／dℓで、1・0未満なら問題なし、1・0〜3・0ng／dℓの間は要注意、3・0ng／dℓを過ぎたら泌尿器科の専門医を受診するようにという結果が出ます。

しかし病院では4・0ng／dℓが基準です。

1・0ng／dℓを超えれば健康診断では要注意となりますが、病院の再検査では3・9ng／dℓの数値が出ても、正常値の範囲内とみなされるのです。

※腫瘍マーカー検査…特異的な物質が血液中にどれだけ含まれているかを測定することで、腫瘍の有無や腫瘍の成長度合いを調べる検査。

健康かどうかを知るには「今」ではなく「過去」が大切

では、私たちは、「健康診断での異常」と「病院の再検査での問題なし」のどちらを信じればいいのでしょうか。

どちらも鵜呑みにしてはいけない、というのが答えです。

結果に一喜一憂するのではなく、自分の過去と今のデータを比べることで、体のどこが悪くなっているのかを自分でチェックすることができます。

たとえば、健康診断で血糖値が引っかかり、病院で再検査をしたけれど、結局１１５mg／dℓで「異常なし」と判定されたとします。

それが去年も同じ数値だったのであれば問題ないのですが、去年の数値が１００mg／dℓだった場合は、原因を考え、生活習慣を改善しなければなりません。

異常値が見当たらないからといって、今までと同様の生活を送っていると、翌年には、立派な糖尿病患者になってしまうことでしょう。

私の患者さんで、すい臓がんや胆道がんを見つけるために用いられるＣＡ19―９という腫瘍マーカーの数値がいつ測っても60Ｕ／mℓの人がいます。この検査の正常値の範囲は37Ｕ／mℓ以下なのですが、彼をＣＴスキャンなどで検査しても、腫瘍は見つかりません。彼の場合はいつも一定なので、彼にとっての正常値は60U／㎖なのでしょう。

つまり、異常を見つけるには、過去の自分の検査結果と比べるしかないのです。

過去の健診結果は、お金を積んでも買えない貴重な情報です。

特に異常がないからと、健康診断のデータを破棄してしまうのではなく、必ず保管して、毎年見比べるようにしましょう。

POINT

自治体や企業の健康診断と病院の検査では正常値の基準が異なるため、片方でだけ「異常なし」となることがある。健康診断や再診の結果に一喜一憂するのでなく、過去と現在の検査データを見比べることが大切。毎年の検査結果を残しておこう。

第2章

意外と知らない「薬」の習慣

12

長生きする習慣は
どっち？

処方された「ジェネリック」を
飲み続ける

「ジェネリック」に違和感があれば、
「先発薬」にすぐに戻す

医療用医薬品は大きく分けて新薬である先発医薬品（先発薬）と後発薬としてのジェネリック医薬品に分けられます。いまやすっかり一般的になったジェネリック医薬品とはどのようなものでしょうか。

厚生労働省のホームページには、次のように紹介されています。

ジェネリック医薬品（後発医薬品）は、先発医薬品と同一の有効成分を同一量含有しており、効能・効果や用法・用量も基本的には変わりません。先発医薬品と治療学的に「同等」であり、先発医薬品と代替可能な医薬品であることを、必要なデータに基づいて審査を行ったうえで厚生労働大臣が承認をしたものだけが、ジェネリック医薬品として供給されているのです。

（厚生労働省HP「ジェネリック医薬品への疑問に答えます」）

先発薬とは効き目が異なる場合あり

ジェネリックは確かに、先発医薬品と同一の有効成分を同一量含有しています。

しかし有効成分は同じでも、コーティング剤や安定剤などの添加物については、個々の企業に任せられている、という点に注意が必要です。

数百億円もの資金を投じて先発薬を開発してきた製薬会社は、製造方法の細部までは公表していません。

そのため、先発薬とジェネリックの間に、微妙な差ができるのです。

たとえば、薬の添加物や錠剤の形、カプセルの成分などが変わると、薬の溶け出す速度が変化したり、有効成分が分解されやすくなったりします。

その結果、先発薬に比べて「薬の効き過ぎ」や「効果が出にくい」ということが起こり得るのです。

糖尿病や高血圧の薬、抗不整脈薬や抗てんかん薬、抗うつ剤など、服用に際して特に注意が必要な薬では、致命的な問題になりかねません。

また、先発薬を開発している製薬会社では、薬の品質管理を厳重に行っているのに対し、ジェネリック製薬会社では、不明な点が多いという懸念もあります。

不祥事により業務停止命令を受けたジェネリック製薬会社

報告年	企業名	違反内容	業務停止期間
2020	小林化工	水虫などの真菌症の治療薬に睡眠導入剤の成分が混入	116日間
2021	日医工	品質試験で不適合となった錠剤を砕いて再び加工して製造	32日間
2021	北日本製薬	承認を受けていない添加剤を使用	28日間
2021	日新製薬	有効成分を99%減らして製造	75日間
2022	共和薬品工業	承認書と異なる手順で薬を製造	33日間

※小林化工を除いては健康被害の報告なし
厚生労働省HP「後発医薬品等の製造管理及び品質管理について」参考

現在、国は医療費削減のために、ジェネリックの普及にかじを切りました。

たとえば、先発薬を作っていた武田薬品工業が関連会社の武田テバでジェネリックを作るなど、大手製薬会社がジェネリックの製造を始めています。

ところが2020年にジェネリック大手の小林化工が作る水虫の内服薬に、睡眠薬の成分が混入するという事件がありました。服用後に意識を失うなどの被害は240件以上も報告されています。

その後、厚生労働省が各ジェネリック製薬会社に自主点検を求めたところ多くの製薬会社で不備が見つかりました。

やはりジェネリックの信頼度はいまだ低いと言えるでしょう。

ただし、このような不祥事の発覚が相次いでいるのには理由があります。政策としてジェネリックの普及が進められるに伴って、行政による製薬会社への立ち入り検査や各社の自主点検など、不正をチェックする取り組みが強化され始めたからなのです。

今後、このような取り組みが続けられ、ジェネリック製薬会社が規則を遵守するようになることで、「ジェネリックは安い二流品だ」という悪いイメージが払拭されることを願います。

ジェネリックにかえて一ヵ月が経っても、それまで使っていた先発薬とあまり差がないならば、そのままジェネリックの服用を続けて問題ありません。

しかし、気のせいかもしれないけれど、いつもと体調が違うと思ったときは、お薬手帳を持って薬局に相談に行きましょう。「やっぱり元の薬に戻してください」と言えば、いつでも元の先発薬に戻してくれます。

POINT

厚生労働省の使用促進政策によりジェネリック医薬品の品質問題は改善されていくだろう。しかし、製造工程や錠剤の形によって先発薬と効果が変わってくる可能性もあるので、違和感があればすぐにいつもの薬に戻そう。

13

長生きする習慣は

どっち？

症状が治まったら薬をやめる

処方された薬は飲みきる

あなたは、症状が治まったとき、処方された薬を飲み続けますか？

一般的な風邪薬や頭痛薬なら、服用を続ける必要はありません。

しかし一方で、症状が治まってもやめてはいけない薬があります。

飲むのをやめてはいけない薬とは？

「抗生物質」は途中でやめてはいけません。


抗生物質は、菌にとりついて菌を壊したり、成長を邪魔したりする薬です。

これにより一定の菌が死滅すると熱や炎症が治まりますが、その段階で自己判断によって薬をやめてしまうと、薬に抑えこまれずに攻勢していた菌が再び増殖します。

そのときには、菌は薬の耐性をつけている可能性があるので、同じ薬がだんだんと効かなくなってしまうのです。

たとえば膀胱炎は、抗生物質を飲めば二〜三日で菌の数が減り自覚症状がなくなります。しかしそこで薬の服用をやめると、生き残っていた強い菌が増殖し、痛みなどの症状が再び出てきてしまうのです。

「薬を飲む」→「弱い菌が死んで症状が改善」→「薬をやめる」→「生き残った強い菌が増殖」→「薬を飲む」……。

このような悪循環が繰り返され、**次第に薬への耐性の強い菌ばかりが増殖していき、薬が効かなくなってしまいます。**

これを防ぐためにも、処方された量をしっかりと飲みきり、完全に菌を死滅させることを心掛けなければなりません。

また、**「ステロイド」も途中でやめてはいけません。**

ステロイドは、人間の副腎という臓器で作られるホルモンに似せて作られた薬で、服用すると本来の副腎の機能が低下します。

その状態で急にステロイドをやめると、体内でそのホルモンが急激に減少し、激しいかゆみ、自律神経失調症などの離脱症状が起こります。必ず医師や薬剤師と相談して、決められたルールや使用法を守って段階的に減薬していきましょう。

近年処方が増えた**「抗うつ剤」もやめてはいけない薬として挙げられます。**

これも急な服用中止による耳鳴り、しびれ、めまいやふらつきなどの離脱症状が報告されています。さらに、急激な休薬により自殺が増えるという報告もされているので、自己判断での服用中止は絶対に避けるべきです。

POINT

薬によっては、症状が治まれば服用をやめてもいい場合もあるが、急な断薬によって薬が効かなくなったり、離脱症状が起きたりすることがある。特に、「抗生物質」「ステロイド」「抗うつ剤」は危険なので、絶対に自己判断で服用をやめてはいけない。

14

長生きする習慣は

どっち？

症状が同じであれば
家族が処方された薬を飲む

薬の処方箋をよく読んで、
自分が処方されたものだけを飲む

「家族が処方された薬を飲んでいる」という人がいます。

「同じ症状だから問題ない」というわけですが、果たしてそれでいいのでしょうか。

たとえば、熱や咳が出たからといって、子どもが飲み残した解熱剤や咳止めを飲んだとしましょう。


子どもは単なる風邪だったけれど、母親は結核か肺がん、あるいはほかの呼吸器系の疾患かもしれません。


胸の痛みが気になって、家族の飲み残していた鎮痛薬で痛みを止めていたけれど、実は、心臓病、肺炎だったということもあり得ます。

何が原因の痛みかは、精密な検査を受けないと分からないものです。

安易に家にある薬で間に合わせようなどと考えず、必ず病院に行きましょう。

「食前・食後」の服用に注意すべき薬

薬の飲み方で、よく出てくる疑問が、「食前・食後」の服用の違いです。

たいていの薬は一日の回数と必要量を守れば、食前でも食後でも、効果にそれほど差はありません。

だいたい8割の薬はどちらでもいいと言えます。

しかし中には、間違えたら取り返しのつかないことになる薬もあります。

ポイントは、胃の中で食物と薬が出合うかどうかです。強い刺激があり、胃壁をズタズタに荒らしてしまう薬は、食後に飲まなければいけません。

たとえば、痛み止めのアスピリンやボルタレンを、うっかり食前に飲んでしまうと、胃潰瘍ができる可能性があります。

リウマチのステロイド薬なども、胃の粘膜を傷つけやすいので、必ず食後に飲むべきです。

反対に、糖尿病の薬は、食事でとる糖を調整するのが目的ですから、食前に飲みます。30分前に飲めば血糖値の上昇を防いでくれますが、食後では血糖値が上がってしまった後なのでせっかく飲んでも効果がありません。

そのほかにも、食後に飲むと吸収力が低下する「鉄剤」や、効果が減弱する骨粗しょう症の薬は、注意が必要です。

病の正確な診断と薬の処方は医師でなければできないことを肝に銘じ、自分の薬の服用方法についても相談してきちんと理解しておくようにしましょう。

POINT

同じ症状だからと家族の薬を飲むと、重病の発見が遅れてしまうこともある。また、食前・食後を間違えて服用することで、かえって悪化する場合もあるので処方箋の指示をよく読んで、不明な点は医師や薬剤師にしっかり確認する。

長生きする習慣は

どっち？

不調を感じたら、
まず市販の薬で対処する

不調を感じたら、
まず病院に行く

今は、どの町にもドラッグストアがあります。

２０１４年６月には、一般用医薬品のネット販売が解禁され、本当にかんたんに薬を購入できるようになりました。

しかし、**体の不調に対して、自分で症状を判断し、市販薬を飲み続けるほど怖いことはありません**。

体の発する不調は、異常を知らせる重要なサインです。咳や痛み、体のだるさ、不快感などを薬で抑えてしまうのは、赤信号の電球を抜いてしまうようなもの。目先の症状を抑えて、大病を見逃す恐れがあります。

重大な病を見過ごしていた例

特に厄介なのは、「胃がん」です。

初期の胃がんの症状は市販の胃薬で落ち着いてしまうので、「胃薬では治まらないほどの痛みが出た頃に病院に行ったら手遅れだった」ということが起こります。

また、次のようなケースにも注意が必要です。

・**「むくみを利尿剤でごまかしていたら、実は心不全、腎不全だった」**

むくみは心臓病や腎臓病の初期症状でもあります。症状が悪化してから病院に行くと、病状が進行していて透析を受けなければならなくなる可能性もあります。

・**「疲れをドリンク剤でごまかしていたら、甲状腺機能低下症だった」**

疲れが続く場合、原因が甲状腺機能低下症の可能性もあります。その場合、症状が進行してからだと、治療が難渋することがあります。

・**「咳が止まらず咳止めで我慢していたら、肺がんだった」**

一ヵ月以上続く咳は、肺がんの可能性があります。咳が続くようであれば、早めに受診しましょう。

・**「喉荒れをうがい薬やのど飴でごまかしていたら、実は食道がん、中咽頭がんだった」**

長く続く喉荒れは、食道や中咽頭のがんの可能性があります。

そのほか、初期には自覚症状があまりない「サイレントディジーズ（沈黙の病気）」にも注意が必要です。脂質異常症（高脂血症）や高血圧、糖尿病、肝臓病などがそれにあたります。

これらは、体に不調が出たときにはすでに症状が進んでいる状態なので、市販薬でごまかしていると、大病が命をおびやかすまでに成長してしまいます。

あくまで市販薬は、病院に行くまでの応急処置です。市販薬を常用して不調を抑えこんでいる人は、今すぐ病院で検査を受けましょう。

POINT

市販薬は、あくまで応急処置と心得る。体調不良を市販薬でやり過ごし続けていると、大病であった場合に手遅れとなる可能性もあるので、早めに病院へ行こう。

16

長生きする習慣はどっち？

体に良さそうなので、漢方薬を飲む

副作用を調べてから、漢方薬を飲む

あなたは西洋薬と漢方薬の違いが分かるでしょうか？
おおまかに違いを述べると、次の3つがあります。

【処方の仕方】
・西洋薬　→　病名から処方する
・漢方薬　→　患者の症状や体質を見極めて処方する

【効果】
・西洋薬　→　即効性があり、効果も高い
・漢方薬　→　ゆっくりと効果が現れるものが多い

【薬の成分】
・西洋薬　→　ひとつの成分を抽出している「単剤」が多い
・漢方薬　→　植物や昆虫、鉱物などを原料とした複数の生薬を配合している

このように、効果がゆっくりで、成分も自然由来の原料を使っていることから、「西

洋薬は危険だが、漢方薬は副作用がなく安心」という話が聞かれます。

しかしそれは、まったくの勘違い。漢方薬にも副作用はあります。

あまり知られていない、漢方の副作用

では、漢方はどのようなケースで副作用が出るのでしょうか。

まず挙げられるのは、「証《しょう》」によるものです。

東洋医学には「同病《どうびょう》異《い》治《ち》」といって、人は固有の体質を持ち、症状の現れ方も違うので、「同じ病気でも治療の方法は異なるのが当たり前」という考え方があります。

その考えのもとに、治療方針を決める目安となるのが「証」です。

体質、性格傾向、表情の特徴、顔色、嗜好など、その人を丸ごと知るためのデータで、「虚証」と「実証」、「陰証」と「陽証」、「表証」と「裏証」、「寒証」と「熱証」という8種類の組み合わせを加味して、ベストな治療法を選択します。

たとえば、「虚証」は、もともと虚弱で体力が低下している体質です。このタイプ

の体調不良は、生命力や抵抗力など、本来の体の機能が低下したときに起こります。つまり「内」に原因があるわけです。

一方、「実証」は、生命力に満ちている体質です。有害物やストレスなどで体の機能が阻害された場合に体調不良が起きる、つまり、「外」に原因があるタイプと言えます。

また、「陰証」は、病気に対する抵抗力が弱く、消極的な体質です。普段から体が冷えて、顔色も青く、病気の勢いに負けているので、体を温める治療を行います。

反対に「陽証」は、病気に対する抵抗力があり、病因を撃退する力が働いて発熱や炎症を起こします。このタイプでは、炎症を抑えるために、体を冷やすことを第一に考えます。

これらの証を診るためには「四診《ししん》」という診断を行います。

動作、姿勢、顔色や肌のつやなどを診る「望診《ぼうしん》」、症状や病歴、周囲の人間関係まで、多種多様な情報をたずねる「問診《もんしん》」、声の張り、口臭など、聴覚と嗅覚を用いる「聞診《ぶんしん》」、そして、手で触れて脈や腹部の状態などを診る「切診《せっしん》」があります。

しかし、漢方専門医でない限り、この四診での診断は行いません。症状についてのかんたんな問診や検査のみで処方されることがほとんどです。

たとえば、患者さんに糖尿病の疑いがある場合、八味地黄丸《はちみじおうがん》や大柴胡湯《だいさいことう》、五苓散《ごれいさん》などを処方しますが、八味地黄丸は虚証タイプに使われる薬で、大柴胡湯は実証タイプに使われる薬です。

このとき、人によっては薬と証が合わず、副作用が出てしまうことがあるのです。

体を冷やす薬、石膏《せっこう》、大黄《だいおう》などの清熱剤を、本来は温める薬を使わなければならない陰証の人に使い、腹痛や下痢などの激しい副作用が起きたといった事例もあります。

複数の漢方薬を自己判断で飲んではいけない

また、漢方では、同じ薬理作用を含む成分を重複して飲んでしまうケースにも注意したいところです。

漢方薬は西洋薬のような単剤ではなく、数種類の成分が混合されていますから、**複**

副作用を起こしやすい漢方薬

漢方薬	副作用	主な原料（生薬）
芍薬甘草湯、甘麦大棗湯	浮腫、高血圧、脱力感	甘草
葛根湯、麻黄湯、小青竜湯、麻黄附子細辛湯	不眠、動悸、頻脈、発汗過多、食欲不振、嘔吐、排尿障害	麻黄
大黄甘草湯、桃核承気湯、麻子仁丸	食欲不振、腹痛、下痢、胃部不快感	大黄
八味地黄丸、真武湯、桂枝加朮附湯	心悸亢進、のぼせ、冷や汗、低血圧、不整脈	附子
人参湯、六君子湯、補中益気湯、十全大補湯	のぼせ、湿疹、蕁麻疹、血圧上昇	人参

石野尚吾「証と漢方医学的診察法」（昭和医会誌、第64巻、第1号、2004）参考

数の漢方薬を飲む場合、同一の成分を過剰にとってしまう危険性があります。

たとえば、風邪だからと市販の葛根湯《かっこんとう》を飲み、こむら返りがひどいといって、整形外科で芍薬甘草湯《しゃくやくかんぞうとう》を出してもらい、胃が痛むからと内科で人参湯《にんじんとう》を、婦人科では更年期障害に効くと言われる加味逍遥散《かみしょうようさん》を処方されたとします。

右に挙げた漢方薬には全て甘草《かんぞう》という成分が含まれているのですが、これを過剰にとると、顔や手足のむくみや血圧の上昇、低カリウム血症による筋肉痛、脱力、けいれんなどの副作用を引き起こします。

甘草は、医療保険が適用される漢方薬１４８処方のうち１０９に含まれており、甘味料として食品にも多く使われているので注意が必要です。

また、麻黄《まおう》という成分には、交感神経を亢進させる作用のあるエフェドリンが含まれています。これは、葛根湯や小青竜湯《しょうせいりゅうとう》などの風邪薬、麻杏甘石湯《まきょうかんせきとう》や神秘湯《しんぴとう》などの喘《ぜん》息《そく》薬、越婢加朮湯《えっぴかじゅつとう》や薏苡仁湯《よくいにんとう》などの関節・筋肉痛薬などに配合されています。麻黄をとり過ぎると、不眠や発汗過多、頻脈、精神の高揚感、食欲不振などを引き起こし、狭心症や心筋梗塞の人には、命の危険が伴うこともあるので、注意が必要です。

このように、漢方薬にはいくつかの危険性があります。

もし漢方薬を飲んでいて、少しでも異変を感じた場合は、すぐに服用をやめてかかりつけ医に相談してください。

複数の科、病院で診療を受けている場合は、現在服用している薬をしっかりと伝えることを心掛けましょう。

西洋薬と漢方薬のどちらか一方の情報に頼るのではなく、それぞれの性質を理解してうまく利用していくことが重要です。

POINT

漢方薬の評価は上がってきているが、「証」の不一致による副作用、成分の重複による副作用には要注意。西洋薬と漢方薬のどちらの情報も調べてうまく利用していくのが良い。

17

長生きする習慣は
どっち?

健康のために
サプリメントを飲む

薬とサプリメントの
違いを理解して飲む

腰が痛い、関節痛がひどい……。

最近では、そのような体の不調に対して、薬だけではなくサプリメントや健康食品を利用する人が増えてきました。

健康食品・サプリメントの市場規模は拡大を続け、富士経済の調査では2022年度の売上高は、1兆651億円にものぼる見込みです。

では、果たしてサプリメントは本当に効くのでしょうか？

なぜ効いたと感じるのか？

そもそもサプリメントは、そのほとんどが薬として製品化されなかったもの、効果がないとして廃番となったものです。

たとえば、青魚に多く含まれる有名な健康成分「DHA（ドコサヘキサエン酸）」は、サプリメントとして売り出される前に、エパデールという中性脂肪を抑える薬の成分として検討されていました。しかし、DHAはその薬では採用されず、サプリメントとして販売されたことでヒット商品となったのです。

また、アンチエイジングに効果があると人気の高い「コエンザイムQ10」は、実は40年ほど前は心臓病の薬として使われていました。しかし、心臓病の薬としての効果は大部分が否定されてしまい、そこでサプリメントに降格したのです。

もしサプリメントに本当に高い効果があるのであれば、製薬会社が黙っているはずがありません。とっくに薬として商品化されています。サプリメントは、悪く言えば「薬の落ちこぼれ」なのです。

では、なぜ「効いた」「治った」という感想があるのでしょうか？

私は、そのほとんどがプラセボ効果※ではないかと考えています。

祈り続けて病気が治ることがありますが、これは本人の信じる気持ちが体内の治癒力にプラスに働いたおかげだと考えられます。サプリメントで良くなったというケースも、ほとんどが同様のプラセボ効果だったのではないかと思います。

※プラセボ効果…薬理作用のない薬であるにもかかわらず、服用者の自己暗示によって、効能や副作用が出ること。

サプリメントにだって副作用はある

「プラセボ効果でも治ればそれでいいじゃないか」という人もいるでしょう。

しかし、**サプリメントを飲むこと自体が危険をはらんでいることを忘れてはいけません。**体にいいと思って飲み続けた結果、命を縮める事態にもなりかねません。

中でも、副作用には注意する必要があります。

特に被害が多いのが「ウコン」です。『健康食品　中毒百科』（内藤裕史、丸善）によると、ウコンは１９９４年〜２００３年に日本で発生した痩せ薬を除く、健康食品・民間薬による薬剤性肝機能障害の原因物質として最も多かったとのことです。

肝硬変で通院していた女性が粉末ウコンをデパートで購入し、毎日スプーン１杯飲んでいたところ、二週間後に症状が悪化し、約三ヵ月後に多臓器不全で死亡したといった例も挙げられています。

「肝臓にいい」というイメージのあるウコンですが、鉄分を豊富に含むため大量に摂取すると、慢性肝炎を悪化させる恐れがあるのです。

それゆえ、お酒をよく飲み、肝臓に負担がかかっている人が、「肝臓のために」とウコンを摂取していると、死を招く可能性もあります。

天と地ほどの差がある、サプリメントと薬のクオリティ

もうひとつ気になるのが、サプリメント自体の品質についてです。

製薬会社は、薬剤の安全性について厳しく管理していますから、糖尿病の薬に別の薬の成分が混入した、といったことはまず起こり得ません。

しかし、**サプリメントは薬と違って製造工程でいい加減な管理をしている企業もあり、クオリティの低さが指摘されています。**海外では、毒物が混入したという事故も報告されているほどです。

また、そのような事故や問題を起こしても、一度倒産して、改めて別の会社を作ってサプリメントを売ることを繰り返しているところもあります。このような企業の場合、もしも被害にあっても、責任すら問えない可能性もあるのです。

これらを考えると、病気でもないのにあやふやなものを飲むことは絶対に避けるべきだと断言できます。

死亡例を見ても、余計なものを口にしなければ何ごともなく過ごせていただろうにと、残念に思えてなりません。

POINT

サプリメントの成分は薬として採用されなかったものであるため、効果は期待薄。副作用を調べずに常用していると、思わぬ健康被害に遭うこともあるので、あやふやなものは飲まないほうが身のため。

18

長生きする習慣はどっち？

欲しい薬を見つけたら海外から個人輸入する

欲しい薬を見つけても日本で認可されるまで待つ

インターネットによる医薬品の個人輸入が増えています。

結論から言うと、個人輸入はとても危険です。

個人輸入される医薬品の品質、有効性および安全性については、日本の薬事法に基づく確認がされていないからです。

ある患者さんは、中国から糖尿病の漢方薬を輸入したところ、実はそれには西洋薬が大量に含まれており、服用後に低血糖で意識を失って倒れてしまいました。

その薬にはかなりの重症の人に使う、強力な成分が含まれていたのです。

思わぬトラブルになる可能性

今、CBD（カンナビジオール）という成分を含むサプリメントが話題になっています。

大麻成分から依存性と幻覚性のある成分を除いて、リラックス効果だけを残したものです。

日本でも手に入るのですが、海外製造のものには幻覚成分が残っているのではないか、と期待して個人輸入をしている人もいるようです。

違法薬物としてのマリファナを厳しく取り締まらない国では、製造過程でそのような成分が残っている可能性があります。

ということは、CBDだけでなく、ほかの輸入薬にも本来の成分とは違うものが入っているかもしれず、思わぬトラブルになる危険があるということです。


また、**FDA（アメリカ食品医薬品局）など政府機関の認可を受けていない、民間薬やアンダーグラウンドドラッグは大変危険です。**


一番怖いのは、痩せ薬やダイエットドラッグとよばれるものです。

甲状腺ホルモンが入っていたり、覚せい剤の成分であるアンフェタミンが入っていたりすることがあります。飲めば体重は落ちますが、副作用が大変強く、「痩せる」のではなくて「やつれる」ことになります。

そのような薬が入手できてしまうことがあるので、ダイエットドラッグだけは海外から絶対買わないことです。

個人輸入による消費者被害事例

報告年度	使用目的	品名	症状
2016	潰瘍性大腸炎	青黛（せいたい）	肺動脈性肺高血圧症
2017	精神病	ノロドール	不随意運動
2021	ED	ペニソール	腹痛、手の震え
2021	ダイエット	サクセンダ	低血糖
2021	AGA	ミノキシジル、フィナステリド	全身倦怠感、肝障害
2021	スキンケア	レチノール	皮膚炎
2022	ダイエット	Detoxeretゼリー	頭痛、動悸
2023	ホクロ	点痣膏	皮膚潰瘍
2023	シミ	点痣膏	使用部位の痛み、変色
2023	色素沈着	メラケアフォルテ	かぶれ、色素沈着悪化

厚生労働省HP「健康被害情報・無承認無許可医薬品情報」参考

なぜ海外の薬は効くと思ってしまうのか

また、海外からの輸入の場合、薬の量にも注意が必要です。

以前、糖尿病のイギリス人から、「日本に二ヵ月いるから、本国と同じ薬を処方してくれ」と頼まれたのですが、彼がイギリスから持ってきた処方箋には、日本人の3倍の量が書いてありました。日本人が飲めば、必ず倒れてしまうレベルです。

これは市販薬も同様で、記載してある量を服用すると、日本人にとっては危険な量であるものが多くあります。

ですから私は、長期で海外に滞在するような人には、「薬は子ども用のものを買うと安心ですよ」と伝えています。

一般的に、薬は体重当たり何mgと設定されています。

海外で旅行中に風邪をひいてドラッグストアですすめられた薬を飲んだらものすごく効いたという経験がある人もいるでしょう。成分は同じでも、含有量が違うからです。

薬はそれぞれの国に住む人の体格に合わせて成分の量が調整されています。たとえば体重45kgの日本人が、１２０kgのアメリカ人と同量の薬を飲んだら、効果が違うのは当たり前です。

成分は同じでも量が多いと副作用も出やすいため、海外の薬には注意が必要です。

最新の健康情報に飛びつく前に

海外ではブームになっていて、日本にまだ入っていないサプリメントを輸入する人もいます。

「長寿サプリ」や「若返りサプリ」とよばれて今流行っているのがＮＭＮ（ニコチンアミド・モノ・ヌクレオチド）です。日本で流通しているものはとても高価格ですが、海外では低価格で入手できます。

これは、もともと生物の体内で作られるもので、食べ物からもとることができますが、どちらも微量なため、サプリで摂取しようとする人が増えました。

このようなサプリを自己判断で買うことが悪いとは言えません。

ただ、効果が証明されて需要のあるものは、日本の医療業界も放ってはおきませんので、急いでチャレンジする必要はないと思います。がんの特効薬とは違って、飲み始めが一年遅れたからといって、寿命が縮むものではありません。

また、**個人輸入された医薬品による健康被害については、救済を図る公的制度（医薬品副作用被害救済制度）の対象にはなりません。**

自己判断で輸入して副作用や不具合などが起きても、対処が困難になります。

このように、医薬品や健康食品の個人輸入についての危険性をしっかり理解しておく必要があります。最新の医療情報に踊らされず、安全が保証されるのを待つことが、健康への近道となります。

POINT

薬や健康食品の個人輸入は大変危険。目新しい健康情報に目を惹かれても、日本の医療制度で保障されるというメリットを上回るものなのか、よく考える必要がある。

第3章

100歳で差がつく「体づくり」の習慣

19

長生きする習慣は

どっち？

息が上がるくらいの運動を行い、体を鍛える

適度に運動を楽しむ

健康法といってもたくさんありますが、「健康のために何か始めよう」と思ったとき、多くの人はまず「運動」を頭に思い浮かべるのではないでしょうか。

では、そもそも運動は体にいいのでしょうか？

実験用のネズミは、回転かごの中で一定時間、一定の速さで走らせて運動負荷実験に使うことが多いのですが、運動させ過ぎると感染症にかかりやすくなり、短命になると報告されています。

ミツバチやハエなどの昆虫も、仕事量が多かったり行動範囲が広かったりすると短命になります。

また野生動物の世界では、必ずと言っていいほど、運動量の多い個体のほうが短命の場合が多いと言われています。

運動をすると活性酸素が大量に発生

つまり、一般的に生き物は激しい運動をしすぎると、死に至りやすいということです。

運動をして酸素の消費量が増えるにつれて、有毒な活性酸素が体内で多く発生し、生体を痛めつけるというのがその理由です。

活性酸素とは、酸化力の強い酸素で、さまざまな物質に対して化学反応を起こし、体の細胞を痛めつけます。

その結果、細胞の老化、肝臓機能の低下、血管を詰まらせるといった弊害をもたらすのです。

体には活性酸素を消すシステムがありますが、それにも限界があり、大量の活性酸素が発生したときには、カバーしきれません。

激しい運動をしているときは、普段の10倍もの活性酸素を作り出してしまいますから、体もそれらを処理しきれないのです。

さらに言えば、40歳を過ぎると、活性酸素に対する体の処理能力も衰えてきます。

つまり、激しい運動を続けることは、弱っていく自分の体に自分で毒を盛るような行為なのです。

楽しみのために行うのならまだいいのですが、健康のためにと無理に激しい運動を続けているなら、その習慣はやめたほうがいいでしょう。

POINT

激しい運動をすると活性酸素が多く発生し、体を痛めつけることになる。特に40歳以上になると、活性酸素に対する処理能力が衰えるので、無理な運動は避けたほうがいい。

20

長生きする習慣は

どっち？

毎週、ゴルフを楽しむ

毎週、テニスを楽しむ

激しい運動を長く続けると体に負担がかかって、寿命を縮めてしまうことは前述のとおりですが、ここでは、スポーツをする人が抱える突然死のリスクについてお話しします。

スポーツは、ルールや場所の制限があり、技術の向上を競い合いながら、記録や順位を争うものです。

それゆえ、体調が悪くても無理をしがちで、特に団体競技では仲間に迷惑をかけられないからと、我慢して参加することも多いでしょう。

ゴルフはリスクのオンパレード

スポーツの中で、特に注意したいのがゴルフです。

40歳以上のスポーツ種目別の突然死数では、ゴルフが上位に挙がります。

大雨の日に風邪で少し熱がある、それでも予約をとったし、メンバーに悪い、取引先の接待を兼ねているのでドタキャンできない……。

ゴルフ中の突然死が多いのは、このように心身の不調をおして参加することが多いからではないかと推察できます。

また、早朝にスタートすることが多いことも、ゴルフでの突然死の要因のひとつです。**早朝は、血管が詰まりやすい危険な時間帯なのです。**

そして、それ以上にゴルフで突然死を招く要員として大きいのは「パッティング」です。

ゴルフのスコアを稼ぐために、いかに少ないパット数で玉をホールに入れるかが重要な局面では、特にプレッシャーがかかります。**このストレスが、心筋梗塞の引き金になるのです。**

アメリカのアイゼンハワー元大統領は心臓に持病があったため、パッティングが必要になった時点で自動的に2打数分を追加し、パッティングをせずに次のホールに行くという「アイゼンハワー・ルール」を設定していたそうです。

このように、さまざまなところに突然死のリスクをはらむのが、ゴルフというスポーツです。

ゴルフと同じく中高年に人気のあるテニスにも、突然死の報告はありますが、それでもその数は、ゴルフに比べると多くありません。ただし、あくまでテニスもスポーツです。

気分転換などの目的でスポーツをするのは良いですが、健康のためと思ってがんばり過ぎるのも、勝ち負けにこだわり過ぎるのも、おすすめはできません。

POINT

スポーツは突然死のリスクを多くはらんでいる。特に、中高年はゴルフに注意。心身の不調をおしての参加、早朝のスタート、プレッシャーのかかるパッティングなどが原因で突然死を引き起こす恐れがある。

21

長生きする習慣はどっち？

早朝のランニングを日課にする

食前のウォーキングを日課にする

アメリカの医療専門誌に、ランニングに関する興味深い研究結果が発表されたことがあります。

ランニングの習慣が死亡リスクの低下につながるには、次の3つの条件を満たす必要があるとのことでした。

①走行距離が、一週間に32kmを超えない
②走る速度が、時速8～11・2km
③走る回数が、一週間に二～五回以内

「適切なランニングは健康に良い」ということは、医学的にも証明されつつあります。

しかし、そこでは次のようなことも述べられていました。

「この条件を超えて走ると、寿命を延ばす効果はなくなる」

では、いったいどれくらいの人が、このような適切な情報を持ってランニングをしているのでしょうか。多くの人は、ランニングが健康に良いというイメージだけで

走って満足しているのではないでしょうか。
そのようなあいまいな知識で行っていては、健康長寿を望むことはできません。

早朝ランニングのデメリット

朝早く起きてランニングするのが日課という人がいますが、その習慣は見直したほうがいいでしょう。

人間には体内時計にのっとったサーカディアンリズム（概日リズム）があり、夜間は副交感神経が優位となってリラックスした状態で眠りにつきます。

そして朝になれば、活動的な一日を過ごすために必要な交感神経が優位になっていきます。

交感神経が優位な状況は、血圧が上昇し、夜間の脱水も加わって血液が凝固しやすい状態です。

このときにランニングをすると、脈拍が増えることで血圧がさらに上昇し、心筋梗塞のリスクが非常に高くなるのです。

心臓病による突然死が、午前中、特に起床後2時間以内に多いと言われているのはこのような理由からです。

心臓に病気を持っている人はもちろん、特に高齢者は、早朝ランニングは絶対に行うべきではないでしょう。

そのほかの体の諸機能も、朝起きてから数時間は、完全に覚醒するまでには至りません。

睡眠中に下がっていた体温は、起床時にはまだ十分に上がらず、筋肉は固まっています。

そんなときにランニングを始めたら、関節や筋肉を痛めることになります。たとえウォーミングアップをしたとしても、働く準備ができていない体では、筋肉の線維や腱を痛めかねません。

これらのことから、早朝ランニングはデメリットばかりと言えます。

長生きしたいなら、ランニングよりウォーキング

健康のためには、ウォーキングをおすすめします。
ウォーキングは、体に大きな負荷をかけずに行うことができる運動です。

ウォーキングで取り入れられた酸素は、体内に蓄積している脂肪やグリコーゲンを燃焼させてくれます。

また、適度に筋肉がつき、基礎代謝量が増えることで脂肪燃焼が促進されます。

心臓や肺の働きが良くなる効果も見逃せません。
新鮮な血液を全身に送り出すことができるので、生活習慣病の予防、ストレス解消、美容効果なども期待できます。

痩せたいのなら、食後より食前の運動

また、食後に運動するよりも、痩せやすいのは空腹感のある食前です。
食事をしてから時間が経つと、血液中の糖分の量（血糖値）が下がり、それを脳が

感知することで空腹感が生まれます。

つまり空腹時は、エネルギーの源である糖分が少ない状態です。

このとき、体は、予備のエネルギーとして蓄えている体脂肪を利用して足りない分を補おうとするため、体脂肪が燃焼するわけです。

ただし、血糖値が低いときに急に激しい運動をすると、低血糖状態になって貧血や心臓発作を起こすこともあります。

空腹時にはあくまでも軽めの運動をするようにしましょう。

POINT

早朝ランニングはデメリットばかり。ランニングが健康に悪いわけではないが、その条件を整えることが難しく、自己満足になりがち。健康のためには、食前のウォーキングがおすすめ。

22

長生きする習慣はどっち？

健康のために
サウナに通って汗をかく

健康のために
温泉でリラックスする

サウナも温泉も、体を温める健康法として親しまれてきました。副交感神経の働きが活発化するので、リラックスできストレスが解消されて、よく眠れるようになります。さらに、皮膚の毛細血管が広がり血流が良くなるので、凝りがほぐれて疲労回復にも良いでしょう。

では何が違うのかと言うと、発汗のスピードです。

サウナは一気に発汗させます。体温の上昇も血圧の上昇も急激で、体の負担が大きいのです。風邪をひいているときや、二日酔いでサウナに入ることは危険だということはよく知られていますね。

サウナでの発汗にひそむ危険

サウナで出る汗は、運動をしたときに出る健康的な汗とは違います。

高温で急激に発汗するため、汗と一緒にナトリウム、カリウム、カルシウムなどの必須ミネラルも出ていってしまうのです。

また、日本では100~120℃の高温のサウナを楽しむ人が多いですが、これはサウナの本場、北欧の80℃程度の室温に比べてかなり高い設定です。

日本のような高温のサウナに入ると、急激に血圧が上昇し、心拍数も増加します。動脈硬化や高血圧を抱えている人、心臓病などの循環器系の疾患を持つ人、あるいは免疫力の落ちている高齢者にとっては、自殺行為と言えます。

特に二日酔いのときは、体が脱水症状を起こしているため、血液がドロドロで血栓が詰まる可能性が高いので、危険性はさらに高まります。

水風呂にも注意が必要

サウナのあとに入る水風呂との大きな温度差にも注意が必要です。

熱くなり過ぎたからと冷やす目的で冷水を浴びる分には問題ありませんが、それ以上に、最近では「ととのう」ことを求めて温度差を楽しむ人が多い印象です。

サウナで温まった直後の水風呂は、激しい温度差によって体の血液循環を一変させるため、体に大きな負担がかかります。

すごく元気な若い人は平気だとしても、そうでない人にとってはかなり危険です。
これは激辛と同じようなもので、趣味として楽しむ分には構いませんが、長生きのためという観点からは絶対に良くありません。

付け加えてお伝えすると、体にたまった有害物質を発汗によってデトックスできるのではないかと期待する人もいますが、残念ながら、**汗によるデトックスはほとんど期待できません**。

汗のほとんどは水分で、ミネラルや微量元素が含まれてはいますが、不要物を排泄する力は尿、便、爪、髪の毛には大きく劣ります。

特に髪の毛や爪は、水銀、鉛、カドミウムなどの有害重金属を排泄するほどデトックス効果に優れており、水俣病の診断は髪の毛で行われたほどです。

それに比べると、汗によるデトックスなどはたかが知れています。

長生きのためには、サウナよりも温泉

一方、温泉には、さまざまな疾病《しっぺい》に効果があることが、昔から知られています。

山の中の温泉に、けがをした野生の鹿などが入っているのは、動物の知恵でその効果を知っているからでしょう。

温泉の一番の効能は、温熱作用によって血液循環を良くし、筋肉の緊張をほぐすことです。

成分や効能は温泉によって違いますが、温めるという効果はどこも共通です。たとえば関節疾患は、冷えによって症状が悪化しますが、温泉で体を温めることで症状を改善することができます。

さらに、温泉では浮かぶという大きなメリットまでプラスされます。温泉に入ると水の浮力で、体がポワッと浮いてきます。普段、膝が痛くて歩けない人も、かかっている負荷が軽くなることで、ガチガチの関節がゆるめられてリハビリ効果が得られるのです。

サウナと温泉はどちらも効果のある健康法ですが、サウナで汗をかくことの効果については多くの誤解が含まれています。

それぞれの効果と注意点をおさえることで、より楽しく安全に健康を手に入れることができるでしょう。

POINT

本来のサウナの目的のように疲れた体を温めるためではなく、汗をかくことやデトックスを目的として高温のサウナに入るのは、百害あって一利なし。一方、温泉には優れた効能があり、ストレス解消にもなるのでおすすめ。

23

長生きする習慣は

どっち？

毎日欠かさず2ℓの水を飲む

体に必要な分だけの水を飲む

毎日2ℓのペットボトルを机の上に置いて、一生懸命、水を飲んでいる人がたくさんいます。しかし、なぜ「2ℓ以上」飲むのが体にいいのか、知っている人は意外と少ないかもしれません。

水分をとることは血液の循環を良くするので、脳梗塞や動脈硬化、高血圧を患っている人にとってはとても効果的です。

しかし、それ以外の人が、**痩せたい、美容のため、健康のため……と、水や炭酸水を2ℓ以上も飲む必要はありません**。

確かに、人間が一日にとるべき水分の量はおよそ2ℓと言われていますが、私たちは、水を飲むこと以外でも体内に水分をとり入れています。一日の食事から800㎖程度含まれる水分と合わせて、一日2ℓをとれば十分なのです。

水の必要量は人によって違う

そもそも生活スタイルによって水分の必要量は違ってきます。工事現場で働く人と一日中デスクワークの人とでは、水分の必要量が違って当然です。

さらに言えば、同じ人でも、夏場と冬場ではその必要量は変わります。

つまり、一日何ℓが正しいとか、何ℓ飲むべきという考え方自体が、ナンセンスなのです。


水を必要以上に飲み過ぎると、さまざまなリスクが発生します。

特に内臓の機能が弱っている場合、飲み過ぎは体に大きな負担となります。

胃が疲労し、胃液が薄まり過ぎて消化吸収の妨げになる可能性があるのです。

また、水を飲み過ぎると、腸内の内容物が薄められ、腸内環境が変化します。

こうして毎日腸内環境を悪化させていると、免疫力が低下し、がんの発症率などが高くなってしまうのです。

また、腎臓の最大利尿速度は毎分16㎖とされ、これを超えて水をがぶがぶ飲んでしまうと、体内のナトリウムが極端に減って、低ナトリウム血症を引き起こす可能性もあります。

ナトリウムは必須ミネラルのひとつで、神経や筋肉の働きを調整するなど、体内の重要な働きをサポートする役目があります。

体液中のナトリウムが不足すると、筋肉のけいれんが起きたり、血圧が下がり過ぎたり、ときには意識障害が起きたりするので、大変危険です。

一方で、全く水を飲まないことも体に良くありません。大切なのは、自分にとっての適量を飲むことです。

夏場やスポーツをする際などを除き、日常では、喉が渇くのを待って飲めば、それが適量となります。無理をして水を飲むことはせず、体が欲する範囲で水分をとることを心掛けましょう。

POINT

水を一日2ℓ以上と決めて飲んでいいのは、脳血管障害を起こすリスクのある人だけ。水分のとり過ぎは、腸内環境を悪化させて、大病を引き起こすなどデメリットのほうが大きい。体が欲する範囲で水分をとることを心掛けよう。

24

長生きする習慣は

どっち？

限界までトレーニングして
筋肉をつける

ウォーキングで筋肉をつける

筋トレが心身の健康に良いと言われ、フィットネスジムに通う人が増えました。

年齢や持病、自分の能力を分かった上でするなら良いのですが、マッチョな体やシックスパックを目指して無理な筋トレをすると、さまざまな弊害が生じます。

長生きできない筋トレとは

たとえば、ボディビルダーの筋肉は、肉体の美しさを競うためにつける、いわゆる「見せ筋」です。

筋肉をつけるための過剰な運動や、バランスの悪い食事、最終兵器のステロイド注射などは全て、長生きできないことにつながってしまいます。

体に負担をかけ過ぎてけがをするのは本末転倒ですし、筋肉をつけるために鶏のささみやブロッコリーだけを食べたり完全栄養食である卵の白身を捨ててしまったり、食生活にも偏りが生じると、生活習慣病の原因にもなります。

長生きするには、無理な筋トレで無駄な筋肉をつけるのではなく、しなやかで野生動物のような筋肉をイメージして体づくりをすると良いでしょう。

長寿のための歩く習慣

90代になってもシニアオリンピックに出場して100mを走ったりするのと、健康に長生きするのとはまた別の話です。

高齢になったとき、長生きのために必要なのはロコモにならないための筋肉です。

ロコモとはロコモティブシンドロームの略で、「立つ」や「歩く」ための身体機能が低下した状態、腰や膝の痛みによって移動が困難な状態を指します。

長生きするためには、自分の足で歩いて買い物に行けて、身の回りの家事ができることが重要です。そのために、最低限の筋肉は必要なのです。

脚の筋肉が落ちると、膝が上がらず、すり足になってつま先がひっかかり転倒しやすくなります。高齢者の転倒が骨折を引き起こす危険性は、言うまでもないでしょう。

そうならないためには、歩く習慣を身につけることです。

目安としては一日に約7000歩。高齢者であれば5000歩です。続けて歩かな

ロコモチェックリスト

1	片足立ちで靴下がはけない	□
2	家の中でつまずいたり、すべったりする	□
3	階段を上がるのに手すりが必要である	□
4	家のやや重い仕事が困難である	□
5	2kg程度の買い物をして、 持ち帰るのが困難である	□
6	15分くらい続けて歩くことができない	□
7	横断歩道を青信号の間に渡りきれない	□

国立長寿医療研究センターHP「ロコモティブシンドローム（ロコモ）をご存知ですか」参考

くてもいいので、一日の合計歩数がそのぐらいになることを心掛けましょう。

また、筋肉や関節を伸ばすストレッチも有効です。

筋肉の疲れをとり、関節が動く範囲を広げることで、けがのリスクを減らすことができます。

POINT

自分の年齢や体力を無視した筋トレは、体への負担や食習慣の乱れなどのリスクをともなうので注意。長生きするためには、普段から歩く習慣をつけてストレッチを欠かさず、身の回りの家事を自力で行えるだけの最低限の筋肉をつけよう。

第4章

がんばり過ぎず健康に！「食」の習慣

25

長生きする習慣は
どっち？

一日三食、時間を守って食べる

お腹がすいたら食べる

「最近、少し太ってきたな……」

「そろそろ本格的にダイエットしないと……」

皆さんの中にも、肥満が気になる人は多いのではないでしょうか。

肥満に関わる病気には、脂質異常症、高血圧、高血糖を三大症状とするメタボリックシンドロームのほか、それらが誘発する糖尿病、腎臓病、動脈硬化などがあります。

さらに、肥満が引き金となって起こる脳梗塞や脳出血、心筋梗塞、狭心症、高尿酸血症、痛風、脂肪肝、すい炎なども挙げられ、肥満が深刻な病気に直結するということが分かっています。

一日何食が正解？

それでは、肥満を予防・改善するには次のどちらの食習慣が良いでしょうか？

①　一日三食を朝昼晩、毎日決まった時間に食べる

②　時間は決めずに、お腹がすいたときに食べる

これは、野生の動物を見てみるとはっきり分かります。

肥満の野生動物はいません。**彼らのほとんどは、朝昼晩と食事の時間を決めるようなことはせず、空腹になるまで餌を食べません。**

脳から「食行動をとれ」という指令が出るのは、体内で消費されたエネルギーを食べ物で補う必要があるときだけです。

そして、適度な量を食べ終われば、彼らは食事をきっぱりとやめてしまいます。

人間のように、お昼の時間が来たから食べようとか、満腹だけれどももったいないから食べきろうといったことはありません。

つまり大切なのは、空腹感を覚えたときに食べ、空腹感が治まれば食べるのをやめる、という食習慣です。

これを実践できれば、各人にとっての適切な体型は維持され健康が保たれます。

一日三食を義務のようにして食べないほうがいいと言えます。

ただし、激しい運動をする人であれば大量のエネルギーが必要ですし、胃腸の消化機能が衰えている人であれば一日四～五回に分けて食事をとる必要があります。

「16時間ダイエット」の要点

「16時間ダイエット」というダイエット法がありますが、これは、一日に何回食べるのが正解かというよりも、「16時間は何も食べない」ことがポイントです。

一日16時間何も口にしなければ、自然な空腹感を呼び起こすことになります。

空腹感があると、胃腸がスタンバイされている状態で、体に必要な分だけを食べることになるので、消化不良にならず、便通も良くなります。

重要なのは、一日に何食食べるかよりも、一日のエネルギー消費量を知って、それを満たしつつ、胃腸に負担をかけない時間を確保することです。

POINT

一日三食を規則的に食べるより、空腹感のあるときに食べるほうがいい。16時間ダイエットも効果的だが、自分にとって一日に必要なエネルギー量を知ることが重要。

26

長生きする習慣は
どっち？

口さびしいとき、お菓子を食べる

口さびしいとき、フルーツを食べる

お菓子には、脳の食欲調整システムを狂わせてしまう、一種の麻薬効果があると言われています。

食べ過ぎてはダメだと分かっていても、どうしても食べたくなったり、食べ始めると止まらなくなってしまったりした経験は誰にもあるでしょう。

お菓子の食べ過ぎは、**余分なエネルギーを体に蓄積させるため、中性脂肪が合成されて肥満の原因となるだけでなく、糖分の過剰摂取は糖尿病のリスクにもなります。**

特に夕食後はエネルギーを使うことがほとんどないため、食べ過ぎには注意しましょう。

白砂糖は体に良くないが、キビ糖や黒砂糖なら良いという人がいますが、そんなことはありません。

どんな糖類にも依存性はあります。果物に含まれる果糖も例外ではありません。

長生きのためには果物

ただし、果物は、野菜、肉、穀物などと同様、自然から採れる食べ物であり、ビタミン、ポリフェノール、カリウムなど、たくさんの栄養素が含まれています。
また、果物は水分が多いので、食べ過ぎたとしてもたいした問題はありません。ドライフルーツを見れば分かりますが、水分を除いてしまえばとても少量です。果物の場合、食べ過ぎたといっても、ブドウであればせいぜい1房でしょうし、りんごを2つ食べることはあまりないでしょう。

一方でお菓子は、たくさんの量を平気で食べられてしまうことが問題です。製菓会社は、消費者がついついたくさん食べ続けてしまうようにと工夫をこらして商品を開発しているのです。それに乗せられてはいけません。お菓子は、適量だけお皿に出して、それ以外の分は缶や引き出しに片付けてしまってから食べ始める習慣をつけると良いでしょう。

理想的なお菓子と果物の量は、旅館で提供される量です。旅館に到着したら、地元のお饅頭が1個出されたりしますよね。

夕飯が終わったら、いちご2つと、ブドウ2、3粒ぐらいのデザートが出ます。そのくらいがちょうど良い量です。目安として覚えておくと良いでしょう。

POINT

砂糖でも果物の果糖でも、全ての糖類には依存性がある。しかし、お菓子は食べ過ぎてしまうのに対して、果物は満腹まで食べてもほとんどが水分なので、健康への影響は少ない上にビタミンやミネラルなどの栄養素も豊富に含まれている。

27

長生きする習慣はどっち？

コーヒーと薬を同じタイミングで飲む

ウナギと梅干しを一緒に食べる

昔から、「ウナギ」と「梅干し」は食べ合わせが悪いと言われてきました。

しかし、実は「ウナギ」と「梅干し」の食べ合わせは、梅干しが胃酸の分泌を促し、ウナギの油分の消化を助けるので、むしろ良い組み合わせと言えます。

「かき氷」と「天ぷら」の食べ合わせも悪いという話をよく聞きますが、逆にこちらは最悪です。

油は体の温度がある程度高くないと消化できません。かき氷を食べることで胃の中にある油がいつまでも消化されないままでいると、腸内環境にまで悪影響を及ぼします。

これは、かき氷だけでなく、冷えたビールや清涼飲料水でも同様です。


「チーズフォンデュ」と「ビール」も怖い組み合わせのひとつです。

スイスには「チーズフォンデュを食べながらビールを飲むな」という言い伝えがあるくらいで、熱で溶けたチーズと冷えたビールが胃の中で混ざり合い、チーズが固まってしまうのです。誰が考えても消化に悪いことが分かるでしょう。

また、中華料理店でセットになっていることも多い「ラーメン＆ライス」の食べ合わせも良くありません。

ラーメンとライスは、ともに炭水化物でありながら、それをエネルギーに変換するビタミンB1をほとんど含みません。

そのため、**炭水化物の摂取量に対してビタミンB1が足りない状態となり、体が炭水化物をエネルギーではなく脂質として蓄積するため、肥満を招くのです。**

薬と食べ物の「怖い」組み合わせ

薬と食べ物にも、怖い組み合わせがたくさんあります。食べ物の成分には、常用している薬の効果に悪影響を及ぼすものも多いのです。

たとえば、コーヒーやお茶、紅茶など、タンニンが多く含まれる飲み物と、貧血の治療に使われる鉄剤との相性は最悪です。タンニンと鉄が結合し、吸収を妨げてしまいます。

薬と食品の危ない組み合わせ

薬	×	食品	理由
抗血栓薬(ワーファリン)	×	納豆、パセリ、ほうれん草、青汁など	納豆などに多く含まれる「ビタミンK」との相性が悪く、薬の効果が減弱する。それればかりか、反対に血栓ができやすくなることも。
骨粗しょう症薬	×	ヨーグルト、牛乳など	「カルシウム」「鉄分」と相性が悪く、薬の効果が減弱する。
抗生物質	×	レバー(鶏、豚)、あん肝など	レバーなどに多く含まれる「ビタミンA」と相性が悪く、ひどい頭痛を引き起こす。
強心剤	×	いわし、しらす干し、あん肝など	いわしなどに多く含まれる「ビタミンD」との相性が悪く、不整脈を引き起こす可能性があり、とても危険。
抗うつ剤	×	チーズ、アボカドなど	チーズなどに多く含まれる「チラミン」との相性が悪く、頭痛や血圧上昇などを引き起こす。
頭痛薬・睡眠薬	×	アルコール	ひどいときは、記憶障害を引き起こす組み合わせ。なお、アルコールは血液の循環を良くして薬の効果を強めるので、そもそも薬と一緒に飲んではいけない。
解熱鎮痛剤	×	炭酸飲料	炭酸飲料を飲むと体が酸性に傾く。そのとき、アスピリンを含む薬において、効果の減弱がみられる。

また、グレープフルーツにも注意が必要です。

心臓病や偏頭痛の薬を一緒に飲むと、薬の作用を強めてしまい、ときには通常の10倍の効き目になることすらあります。

高血圧のための降圧剤（カルシウム拮抗剤）と一緒にとると、急激に血圧が降下してしまい思わぬ危険を招きます。

体内の酵素によって降圧剤を分解する働きが、グレープフルーツに含まれるフラノクマリンという物質によって妨げられるからです。

これは、同時に摂取したときだけに起こるのではなく、グレープフルーツジュースを飲んで10時間後に薬を服用した場合でも症状が現れたという報告もあるので、注意しましょう。

ほかにも、147ページの表に挙げた組み合わせは危険です。

表に挙げられる薬以外でも、食べ物との危険な組み合わせについてはたくさんあります。

薬を処方された際には、その副作用とともに、組み合わせの悪い食べ物についても医師や薬剤師にしっかり確認しておきましょう。

POINT

「ウナギ&梅干し」の食べ合わせは医学的に問題なし。逆に、「かき氷&天ぷら」や「ラーメン&ライス」などの食べ合わせは消化に悪いので注意。そしてそれ以上に、薬との相性の悪い食べ物があるので、医師や薬剤師に確認して細心の注意を払おう。

28

長生きする習慣は

どっち？

プロテインでタンパク質をとる

肉からタンパク質をとる

プロテインは、運動後の筋肉増量を目的とする人だけでなく、最近ではダイエットや美容に関心のある人たちにも広く飲まれるようになり、手軽にタンパク質をとる手段として一般的になりました。

日本で流通するプロテインの多くは、ホエイというタンパク質を原料にして作られています。

ホエイとは、市販のヨーグルトを開封したときに見られる上澄みの液体に多く含まれ、消化吸収が速いため、タンパク質不足の人の栄養管理に効果的だと言われています。

しかし、ひとつの栄養素だけをとり続けることには注意が必要です。

プロテインをとり過ぎると、体内の過剰なタンパク質を処理する腎臓に大きな負担がかかるからです。

実際に、腎臓病の患者さんは、治療のためにタンパク質の摂取量を制限されます。

アメリカでは、「プロテイン腎症」とよばれる腎障害が報告されていますが、これはプロテインの過剰摂取が原因と考えられています。

人間に必要な栄養素は２００種類以上！

体を動かすエネルギーの素になるのは、三大栄養素と言われる炭水化物・タンパク質・脂質です。

では、一日あたりの必要量として、炭水化物60ｇと、タンパク質50ｇと、脂質30ｇだけをとっていれば問題ないかというと、そうではありません。

健康な栄養状態を維持するためには、三大栄養素のほかにも、ビタミンやミネラルをはじめ、微量元素とよばれる亜鉛やセレン、コバルトなど、少なくとも２００種類以上の栄養素が必要と言われています。

セレンやコバルトなどは過剰摂取すると体に毒として作用しますが、一方で、全く摂取しないでいると、貧血や肝機能障害などの欠乏症を起こします。

寝たきりになって口から食べられなくなった人には、点滴などの経管栄養で栄養剤を与えますが、たとえばエレンタール配合内用剤という点滴の成分表には、数十種類の成分が記載されています。

それでも足りない栄養素があるため、点滴のみでずっと生き続けることはできません。同じように、プロテインでタンパク質のみを単体で摂取し続けていると、体に必要な栄養素が欠如して、栄養障害が生じます。

バランスのとれた栄養状態を維持するには、日頃から肉や野菜、穀物など自然の食材から栄養をとるようにしましょう。

POINT

プロテインからタンパク質単体を過剰に摂取すると、栄養が偏り腎臓機能に悪影響を及ぼす恐れがあるので注意が必要。健康を維持するための必須栄養素は少なくとも200種類以上あるので、肉や野菜、穀物などから栄養をとることを心掛けよう。

29

長生きする習慣は
どっち？

レトルトなどの保存食を
使うくらいなら、
食事から一品減らす

忙しい日は、
レトルトなどの保存食を使う

最近は、冷凍食品やレトルト食品やフリーズドライなど、便利な保存食がたくさんあります。

特に冷凍食品は、食材のもともとの食感を損なわずに楽しむことができるようになり、人気を集めています。

便利だが栄養の偏りに注意

しかし、冷凍食品の食べ過ぎには注意が必要です。加工技術の進歩によってどんどん美味しくなっていますが、これは風味を保つための添加物としてリン酸塩を使っているからです。

リンは必須ミネラルのひとつですが、とり過ぎると、それを処理するために腎臓に負担がかかってしまうので、注意する必要があります。

また、レトルト食品は缶詰と一緒で、長期保存を可能にするために食品を加熱殺菌しており、その過程でビタミンやミネラルの一部はダメージを受けて失われてしまいます。

そのため、一度の食事にレトルト食品だけでなく野菜のサラダを一緒に食べるなどして栄養を補ったほうがいいでしょう。

ここまで聞くと、保存食は体に悪いのかと心配になるかもしれません。

しかし、保存食について正しく理解して、上手に利用するならば問題はありません。

たとえば、**みそ汁を毎日作るのは面倒だけれど、レトルト食品は栄養が偏るからと結局みそ汁を飲まないのであれば、栄養バランスは崩れたままになります。**

日々の仕事や家事で忙しくて、なかなかバランスのとれた食事を用意できない。そんなときは、レトルト食品などの保存食を利用して食事を楽しんだほうがいいでしょう。

フリーズドライで保存食はさらに美味しくなった

また、保存食の製造技術は大きく向上しました。

特に、フリーズドライは栄養や味、香りをほとんど損なうことなく保存できるため、重宝されるようになっています。

フリーズドライは、凍結した食材を真空に近い状態において水分をとばす加工方法です。真空状態では水の沸点が下がるため、固体は溶けて液体にならずに、そのまま水蒸気へと変わります。

そのため、食品中の水分がゼロに近くなり長期保存が可能になります。また、加工の過程で加熱をしないため、栄養と風味は損なわれにくい上に、常温で保存でき、保存料を使用する必要もありません。

保存食の製造技術は向上し、料理に時間をかけられない人の健康を支えるものになっています。それぞれの特徴を理解して上手に利用しましょう。

POINT

レトルトや冷凍食品は栄養バランスの偏りに注意する必要があるが、それを気にして必要な食事を減らすならば本末転倒。フリーズドライなど製造技術の進歩によって、これまでになく美味しく食べられる保存食も登場しているので上手に利用しよう。

30

長生きする習慣は

どっち？

週二回は休肝日を設ける

毎日、適量のお酒をたしなむ

お酒は「百薬の長」と言われるように、適量を飲む分には体にいいとされてきました。

また、お酒をたくさん飲んでいても、きちんと休肝日を設ければ肝臓に負担をかけないので問題ないだろうという人もいます。

どちらもよく聞く話ですが、実際のところはどうなのでしょうか？

「適量」の2つの考え方

そもそも、お酒の「適量」というのはどれぐらいの量でしょうか。

諸説ありますが、ここでは「適量」の2つの考え方をご紹介します。

1つめの「適量」は、普段お酒を飲まない人向けのもので、旅館のご飯についてくる食前酒、梅酒などの果実酒でおちょこ1杯分です。これだけ少量でも、お酒を飲むことが滋養強壮になります。

お酒が苦手な人は、甘い梅酒や果実酒を少しだけ飲んでみましょう。

そうすると、血行が良くなり、胃腸が動いて食欲が増進し、緊張がほぐれて楽しくご飯を食べられます。加えて安眠作用や冷え性にも効果があります。

それが、お酒が「百薬の長」と言われるゆえんです。

2つめの「適量」は、普段からお酒を飲む人向けで、ワインならグラス1杯半の180㎖、ビールなら500㎖、日本酒なら1合の180㎖です。

お酒が好きな人は、これくらいの量のお酒を飲むと、善玉コレステロールが増えて動脈硬化の予防作用があり、体にいいと報告されています。

特に動脈硬化の予防になると言われるのは、お酒の中でもポリフェノールが豊富に含まれるものです。

フランス人が油っこいものを食べていても心臓病の患者が少ない理由は、ワインを飲んでいるからだと言われています。

アルコールの量と濃度に注意

しかし、飲酒にはもちろんデメリットもあります。

強いお酒は、喉頭がんや食道がんなどを引き起こす恐れがあります。

種類別アルコール適量

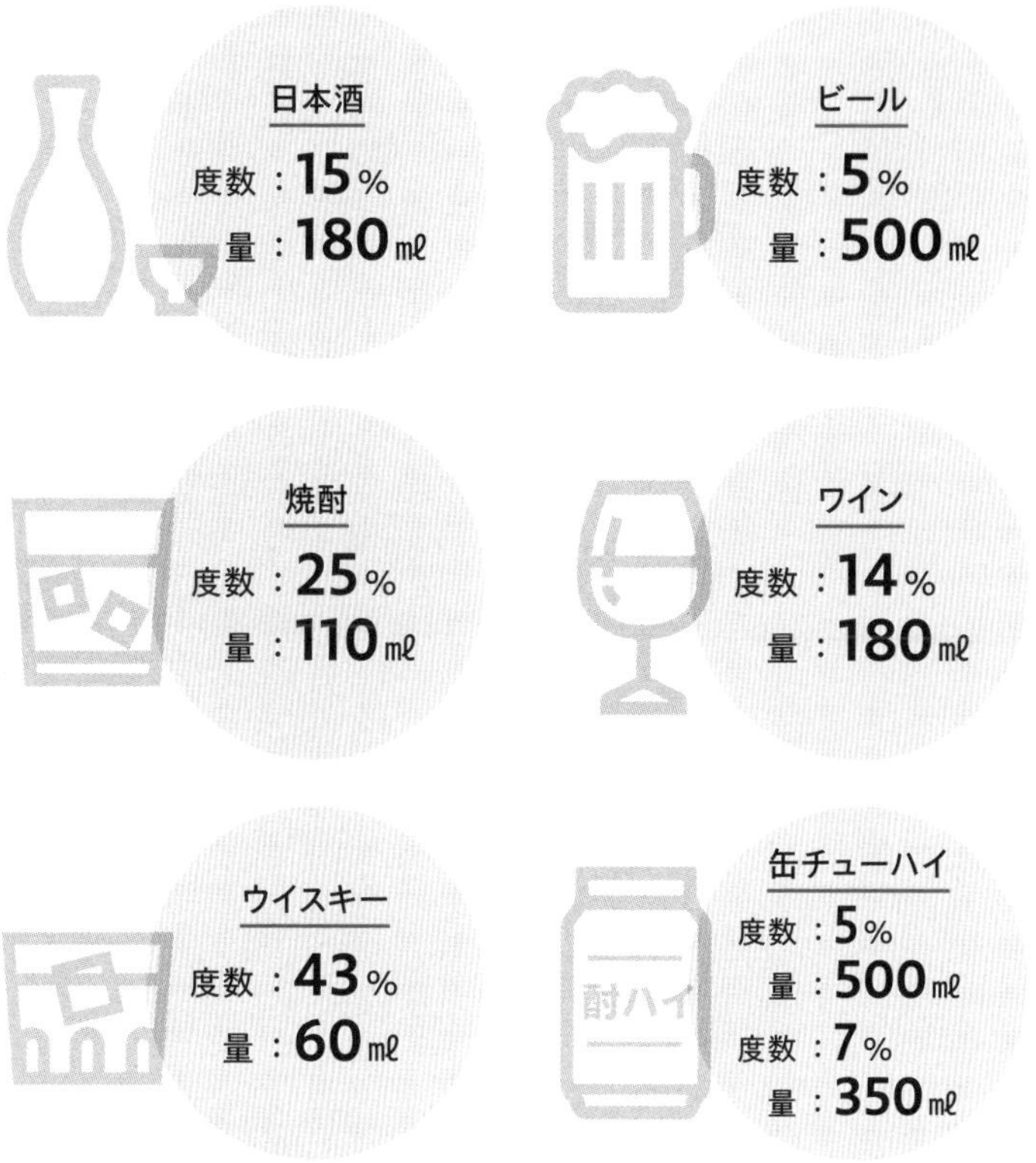

厚生労働省HP「習慣を変える、未来に備える あなたが決める、お酒のたしなみ方」参考

テキーラやスピリッツをショットで飲んだりするのが危険であるのは言うまでもなく、ウイスキーやバーボンなどの強いお酒を飲むときには、必ず薄めて飲むようにしましょう。

アルコール度数は15%まで、できれば12%を超えないのが望ましいでしょう。

アルコール濃度が低いほど、体へのダメージは少なくなります。

肝臓に関しては、体に入ってくるアルコールのトータル量が問題となります。

二日酔いは、肝臓がアルコールを分解しきれないために起こるものですから、長生きするためには、二日酔いするまで飲まないようにしましょう。

アルコールの量を減らすためには、お水を飲むことが有効です。

最近では、日本酒を飲むときに、「和らぎ水」といって、チェイサーのお水を提供するお店も増えてきました。

お酒だけを飲んでいると、どんどんアルコールの量が増えてしまいますが、一緒にお水を飲むことで胃に入るお酒の量を減らすことができますし、体内のアルコール濃度も薄めることができます。お酒の量と同じだけのお水を飲むというのが理想です。

私もワインが好きですが、飲むときにはいつも白湯をもらうようにしています。

休肝日は何日必要か

飲酒量を気にして休肝日を設けている人も多いでしょう。

しかし、実は、**お酒を一日抜いたからといって、肝臓が復活するという科学的根拠は認められていません。**

週二日の休肝日を設けるよりも、毎日の飲酒量を半分にするほうがいいと言えます。

そして、はっきり効果が出るように空けるなら二日や三日ではなく、一週間です。

肝臓はアルコールによるダメージがどんどん蓄積していく臓器です。

たとえば、一週間の休肝日で肝臓検査の数値が回復するようであれば、上手に飲めばまだなんとかなる段階です。

しかし一ヵ月空けて検査したのに全然良くならなかったという場合、肝臓は、ちょっとやそっとでは回復しないということです。

そうなってしまう前に、お酒との付き合い方を見直しましょう。お酒が好きな人にとっては、飲酒を楽しめる期間を長くしたほうが、長生きにとっては良い習慣となるでしょう。

POINT

適量の飲酒にはメリットがいくつもあるが、二日酔いするほどの大量のお酒は肝臓にダメージを蓄積していく。強いお酒は薄めて飲むようにすると良い。休肝日は週二日程度なら効果は薄いので、トータルの飲酒量を見直そう。

第5章

知らないと怖い「日常生活」の習慣

31

長生きする習慣は
どっち？

マスクで風邪を予防する

うがいで風邪を予防する

感染症の予防方法が大きな注目を集めていますが、テレビやネットには情報が多くて何を参考にするべきかと悩んだ経験のある人もいるでしょう。

私たちが普段使っている市販のマスクには、くしゃみで飛んでくる唾液などの飛沫をブロックしてくれる効果はありますが、空中に浮かんでいるウイルスまで防ぐことはできません。

また、マスク着用によって呼吸が浅くなり酸欠や自律神経異常を起こすといったデメリットを挙げてマスク不要論を唱える人もいます。

マスクは体に悪いのか？

確かに、マスクの予防効果についてのエビデンスは限られており、マスク不要論が出てくるのも無理はありません。**しかし、マスクが有害だとする説にも科学的根拠はないのです。**

どちらかの意見を100%信じてしまうのではなく、どちらも確かな根拠はないのだと理解しながら、状況に応じてマスクの着用を判断することが大切です。

私は、家から駅までの屋外を歩いている間はマスクをしません。電車に乗ったらマスクを着用して、降りたら外します。また、室内に人が多ければマスクをする、というようにシチュエーションに合わせて使用しています。

目安として、対面で1m以内に人がいる状況では、マスクを着けておくと風邪予防に効果的です。

「お茶うがい」で風邪予防

うがいについては、風邪予防の効果を示す研究結果が2005年の米国予防医学会機関誌に発表されました。

「うがい無し」と「ヨード液うがい薬でうがい」、「普通の水でうがい」を比較した実験では、うがい無しのグループは100人中26・4人が風邪にかかったのに対し、ヨード液うがいでは23・6人、水うがいでは17・0人との結果が出ました。つまり、うがい無しに比べ、水うがいをしたグループでは発症率が約40%低下していたのです。

また、ヨード液うがい薬の予防効果はほとんど認められませんでした。これは、**う**―

がい薬を使うと、喉が無菌状態になりますが、喉にいる常在善玉菌も死んでしまうため、悪い菌が喉を通って体内に入ってしまったことが原因と考えられます。

私は患者さんには、「お茶うがい」をすすめています。

緑茶に含まれる、茶カテキンにはウイルスを抑制する効果があります。

100㎖のお茶に塩をひとつまみ入れて、浸透圧を体液と同じにしてあげることで、喉への刺激が少なくなります。

巷に溢れる健康情報のどれを信じていいか迷ったときには、その情報の根拠を確かめつつ、信用できる実験結果に基づいているかを確認しましょう。

POINT

マスクは空気中のウイルスを防ぐことはできず、エビデンスも確立しているわけではないが、反対にマスクが有害であるという根拠もないので、状況に合わせて着けて損はない。風邪予防にはうがい薬を使わない「お茶うがい」が効果的。

32

長生きする習慣はどっち？

除菌・抗菌効果のあるハンドソープを使う

除菌・抗菌効果のないハンドソープを使う

現代社会では、「菌がいることは悪である」といった無菌・清潔神話が広く信じられています。

もちろん病院では、手術の前にメスなどの器具を「消毒・滅菌」して完全に菌を殺した状態を保つことが必要です。

これに対して、「除菌・抗菌」という言葉があります。除菌シートや抗菌グッズが急速に普及した1990年代からよく使われるようになりました。

しかし、除菌・抗菌とは、100いる菌を10や1に減らすようなもの。皮膚には数十億、数百億もの菌が存在するため、それが10%や1%に減少したところで、ものすごい量の菌が残っているのです。

また、消毒や除菌・抗菌によって菌を減らせば風邪を予防できると思っている人もいますが、実はそうではありません。

「肌フローラ」を保って風邪予防

皮膚には、さまざまな種類の菌が仲良く暮らしており、これを常在細菌叢《じょうざいさいきんそう》、もしくはフローラとよびます。腸活をしている人は「腸内フローラ」という言葉に馴染みがあると思いますが、皮膚や口、鼻、膣《ちつ》にも同じようにフローラがあります。

消毒や除菌・抗菌で一部の菌を殺してしまうと、フローラのバランスが崩れて健康を害する可能性があります。菌は私たちの味方であって、敵ではないのです。

手洗いにも除菌・抗菌はいらない

手洗いによる風邪予防の効果は実証されており重要ですが、正しい方法を知っている人はあまり多くないかもしれません。

つい「除菌・抗菌」とラベルのついた商品を選びたくなってしまいますが、手洗いにおいても、除菌・抗菌効果のないハンドソープを使うことが望ましいです。

そもそも、ハンドソープを使う目的は、菌を殺すことではありません。

洗剤に含まれる界面活性剤の働きによって、油と結合している皮膚の汚れを浮き上がらせて、水に流して落としやすくすることが目的です。

また、ハンドソープなしで手洗いをすると、短時間で洗い終えてしまいますが、ハンドソープをつけると一定の時間、流水で洗うようになることもポイントです。

手を洗うだけで風邪予防の効果はしっかりあります。

手に付着するウイルスの数は、15秒の流水での手洗いだけで1／100に減るとの実験結果が出ているほどです。

無菌・清潔神話を信じていた人も、除菌・抗菌を正しく理解して効果的な風邪予防をしていきましょう。

POINT

皮膚には数十億、数百億の常在細菌が存在し、除菌・抗菌でゼロにすることはできない。むやみに菌を殺すと、肌フローラのバランスが崩れて健康を害する恐れもある。ハンドソープは除菌・抗菌効果のないものを選ぼう。

33

長生きする習慣は
どっち？

休日に10時間寝だめする

毎日、眠り始めの3時間は
熟睡できるようにする

近年、質の良い睡眠のとり方についての関心が高まっています。
あなたは自分に必要な睡眠時間を知っていますか？
必要な睡眠時間には個人差があり、一概に何時間が正しいとは言えません。

一般的な人の最低限の睡眠時間は、6時間から7時間半と言われています。それ以上寝ると、今度は認知機能が落ちたり、寿命が短くなったりする傾向があるという研究結果が出ています。

睡眠時間が長過ぎるのも短過ぎるのも良くないということです。

自分に合った睡眠時間がどのくらいかは、一日の「すっきり感」で判断することができます。一日の体調や感覚と睡眠時間とをメモしておくことで、自分に合った睡眠時間が分かり調整できるようになります。

質の良い睡眠とは？

いくら寝てもすっきりしないという人もいます。その場合は、睡眠の質を見直してみましょう。

ポイントは、「レム睡眠」と「ノンレム睡眠」です。

私たちは寝ている間に、レム睡眠とノンレム睡眠を繰り返しています。

レム睡眠とは「Rapid Eye Movement（急速眼球運動）」の頭文字をとった言葉で浅い眠りの状態です。よく観察すると眼球が動いていることが分かります。

汗をかいたり、血圧が乱れて呼吸が速くなったり、夢を見るのもこのときで、昼間に見たり聞いたりしたことを脳に定着させる働きも、レム睡眠のときに行われるとされます。

一方、ノンレム睡眠は、入眠時の「うつらうつら」から「すやすや」「ぐっすり」と、熟睡へ進む眠りを指し、心身ともに深い眠りに入ります。睡眠中はこのノンレム睡眠とレム睡眠の1セットがほぼ90分周期で推移し、一晩に四～五回繰り返されます。


質の良い眠りとは、ノンレム睡眠とレム睡眠のセットがしっかりと一定のリズムで現れることなのです。

レム睡眠とノンレム睡眠

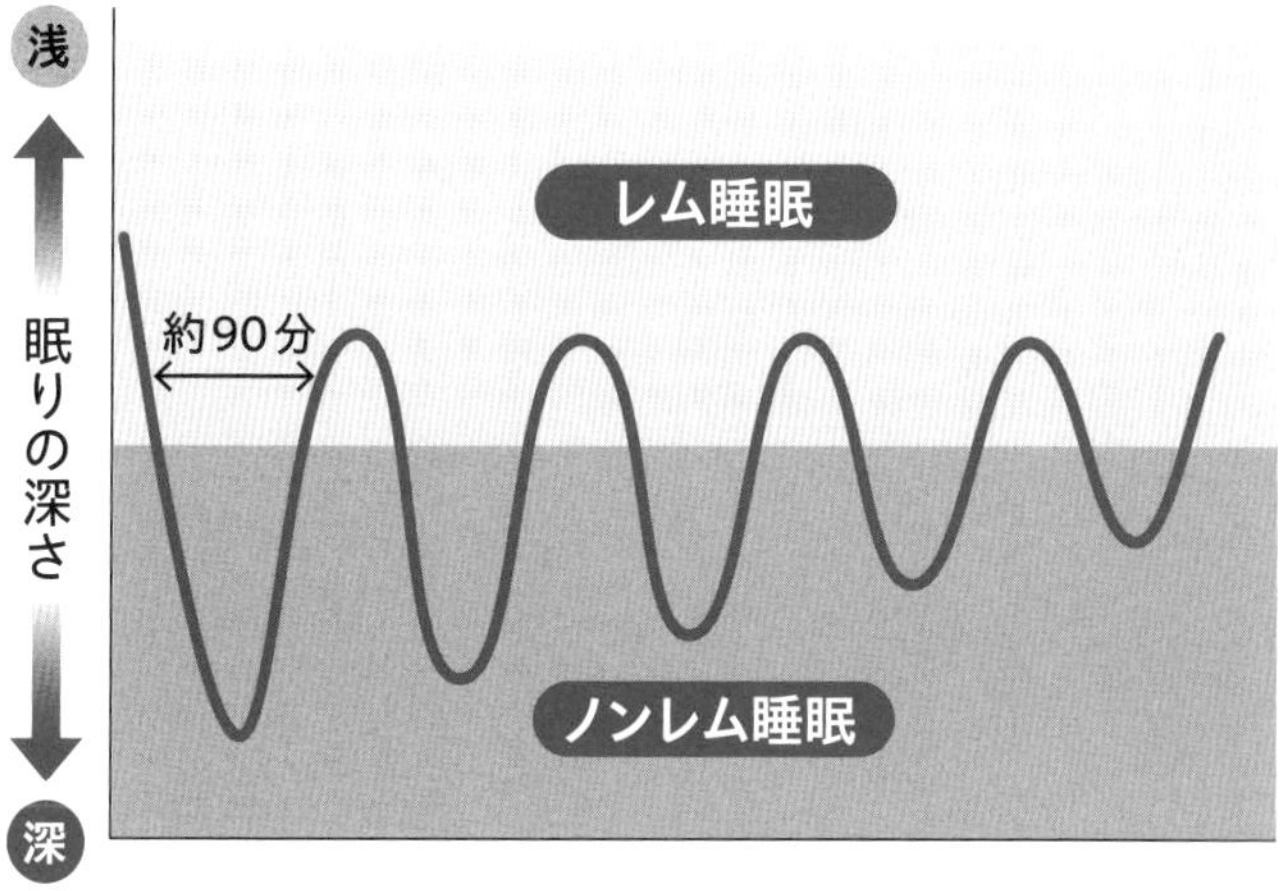

夜10時に寝なくてもいい

かつては、夜10時から2時までの間が睡眠のゴールデンタイムで、その時間帯に寝るべきと言われていました。しかし、今ではそれは否定されています。質の良い眠りには、最初の3時間が重要で、この間に二度訪れるノンレム睡眠で、成長ホルモンが分泌され、同時に免疫機能も回復すると言われます。

つまり、何時に寝るかよりも、最初の2つのレム睡眠とノンレム睡眠のセット、眠り始めの3時間を邪魔されずにしっかり確保することが大切なのです。

平日は睡眠不足だったので週末に思いっきり寝て、睡眠不足を取り戻そうとする人も多いですが、これには一定の効果があります。

しかし、数日後の睡眠不足に備えて前もって「寝だめ」するということはできないので気を付けましょう。

いくら寝ても熟睡感がないのは病気のサイン

いくら寝てもまだ眠たいという人は、病気の可能性があります。

そのひとつが「睡眠時無呼吸症候群」です。10秒以上、気道を通る空気の流れが止まった状態を無呼吸といい、一晩に三十回以上、あるいは、一時間に平均五回以上の無呼吸状態があると、睡眠時無呼吸症候群と診断されます。

睡眠時無呼吸症候群を患っている人は、深い睡眠であるノンレム睡眠をほとんどとれなくなってしまい、強い眠気や倦怠感を覚えて集中力が低下してしまいます。

もしも、いくら寝ても熟睡感がないという人は、この病気を疑いましょう。

POINT

必要な睡眠時間はその人によって違う。質の良い眠りとは、ノンレム睡眠とレム睡眠のセットが一定のリズムで現れるもの。特に眠り始めの最初の2セット、3時間を邪魔されずに眠ることが重要。前もって寝だめすることはできない。

34

長生きする習慣はどっち？

眠れないときは
睡眠薬を飲んで寝る

眠れないときは
睡眠環境を整えて寝る

眠りたいのに眠れないというのはつらいものです。

睡眠薬を利用する人が増えていますが、ここでは薬の使い方やスムーズに眠りにつくコツをご紹介します。

睡眠薬と認知症リスク

睡眠薬は海外旅行のときに時差があって眠れないというような場合にピンポイントで使用する分には問題ありません。

しかし、長期間服用していると、認知症になる可能性が高まります。

こうしたリスクのある睡眠薬をかんたんに処方してしまう病院が意外に多いので、長期間服用している人はかなり多くいると思われます。

まず大切なのは、本当に眠れないときにだけ薬を飲むという基本スタンスを作ることです。

たとえば、**睡眠薬を飲んでから30分も経たずに眠れてしまう人は、無駄に薬を飲んでしまっている可能性があります。**

まだ薬が胃の中で溶けていないうちからぐっすり寝ている場合、これはいわゆるプラセボ効果というもので、薬を飲んだという安心感で眠りにつけているのです。

スムーズな入眠のための環境整備

薬に頼らずに眠るよう習慣づけていたほうが、眠りの質は良くなります。

スムーズな入眠のためのコツは、「自分はこれをしたら寝てしまうんだ」という動作をいくつか見つけておくことです。

入浴後に体温が下がっていくタイミングで寝る、ホットミルクを飲む、アイマスクを着けるなど小さなことで構いません。

運動不足の人は痛くない範囲でストレッチをするのも良いでしょう。子どもの頃のぬいぐるみがあると寝られる人や、旅行にマイ枕を持っていく人もいますね。

それらの動作と入眠をセットで毎日のルーティンにしてしまいましょう。

私は、寝つきが悪い人にはテレビやラジオの講座をおすすめしています。

ベッドに入って、刺激の少ない淡々とした調子の講義を、タイマーをかけて聞きます。

学生のときの授業中のように眠りに落ちることができたら良いですし、もし眠れなくて最後まで講義を聞き終えてしまっても、ひとつ賢くなったということで良しとしましょう。

また、入眠するときには周囲が快適な環境であることも大切です。

エアコンで適度な温度に調整し、寝具はできるだけ軽くて寝返りを打ちやすいようにしましょう。少し前までは、寝るときにはエアコンはつけないほうがいいと言われていましたが、今はエアコンの性能も良くなっているので安心して利用しましょう。

最近は睡眠外来やスリープクリニックが増えているので、患者さんも受診しやすくなっています。自身でなかなか解決できない場合は、医師に相談してみてください。

POINT

睡眠剤や睡眠導入剤を長期間使い続けると認知症になる危険がある。どうしても飲む場合は、眠れないときだけにする。「自分はこれをすれば寝ることができる」というきっかけになる動作を見つけて毎日のルーティンに組み込もう。

35

長生きする習慣はどっち？

スマホのアラーム機能で起きる

目覚まし時計で起きる

スマホを朝から晩まで使って生活する人が増えました。

ニュースを見るのも、書籍やコミックを読むのもスマホ。音楽を聴くのもゲームをするのもスマホ。映画や動画も観ることができ、分からないことや知りたいお店をすぐに検索できる……。


スマホの便利さは素晴らしいものですが、最近は、つい触り続けてしまう、持っていないと落ち着かないという、スマホ依存になっている人も多いようです。

そして、短期間で急激にスマホを使う時間が増えたことによって、眼精疲労・不眠症・倦怠感・うつなどのたくさんの症状を引き起こすことが報告されています。

スマホ依存と「脳過労」

スマホのコンテンツ制作者は、いかに長い時間、自社のコンテンツを見てもらうかに必死です。視聴者の脳を興奮させるために、その内容や演出は激しさを増していきます。

このようなコンテンツを日常的に見ていると、「脳過労」という状態になります。

常に大量の情報にさらされ、それらを処理することで脳の機能が麻痺して、自律神経のバランスが崩れ、セロトニンなどの情報伝達物質をうまく分泌することができなくなるのです。

また、寝る前にスマホを見てしまうと睡眠時間が削られるだけでなく、脳が休んでいない状態で眠ろうとしても、質の良い睡眠を確保することができません。

それを解決するためには、意識してスマホの使用頻度を減らすしかありません。

まずはベッドにスマホを置くのをやめる

目覚まし時計がわりにスマホのアラーム機能を使っている人の中には、就寝前にスマホで目覚ましをセットしようとして、ついネットサーフィンしてしまったという経験のある人も多いでしょう。

また、起床時に目覚ましのアラームを止めようとスマホを手に取って、ついニュースやメールをチェックしてしまうというようなサイクルに陥っている場合、まず、そのことを自覚することから始めましょう。
その上で、目覚ましはスマホではなく目覚まし時計を使う、メールはスマホではなくパソコンでチェックする、仕事や作業をするときはスマホを別の部屋に置くなど、自分でできる対策を講じていきましょう。

POINT

朝から晩までスマホを手離せないスマホ依存に陥ることで、「脳過労」の状態になっていることが多い。脳が危険な状態にさらされていることを自覚し、利用を制限しよう。まずはスマホのアラームを切って、目覚まし時計で起きることから始めよう。

36

長生きする習慣は

どっち？

ストレスゼロの生活を送る

適度にストレスがある生活を送る

現代人とストレスの関係は盛んに議論されてきました。

過度なストレスはさまざまな病気を引き起こす要因になると言われますが、そもそもストレスとはなんでしょうか？

一般的にストレスというと、心身にマイナスの影響を及ぼす出来事や要因を指すことが多いです。

しかし正確には、これは「ストレッサー」とよばれるもので、ストレスとは区別されます。

ストレッサーとは外部環境からの刺激のことで、暑さや寒さ、病気や外傷だけでなく、負荷のかかる運動や人間関係における緊張なども含まれます。

そして、これらのストレッサーに対する心身の反応を「ストレス」といいます。

たとえば、あまりのうれしさに涙が出たり、寒さで鳥肌が立ったりすることも「ストレス＝反応」なのです。


つまり、ストレス（反応）がないということは、ストレッサー（刺激）に鈍感になっている状態です。

これは、体内に侵入する細菌やウイルスを排除する免疫力が減退している状態とも置き換えられ、放っておくとウイルスに侵されてしまう可能性があります。

それゆえ、適度にストレスがある環境は、実は歓迎すべきと言えます。心身への適度な負荷は、脳が活性化され、仕事の効率が上がるという研究もあります。

しかし一方で、過剰なストレスが続く環境では、そのストレスに体が適応できず、自律神経系や内分泌系に異常が生じます。ストレスの多い現代社会では、こちらのほうが問題と言えます。

では、私たちは、ストレッサーが溢れる環境の中で、どのように暮らしていけばいいのでしょうか。

笑う門には「健康」来たる

まずは、免疫力を養うことです。

免疫力を養うために手っ取り早い方法として、よく笑うことがあります。

つくり笑いであっても「はっはっはっはっ」と声をあげて笑うと、ストレスによって減退してしまうNK（ナチュラルキラー）細胞がいきいきと働くようになると言われています。

NK細胞とは、血液中のがん細胞やウイルス感染細胞などを見つけ攻撃するリンパ球で、これは我々の体にもともと備わっている生体防御機構において重要な役割を担っています。

NK細胞は血液中に存在するリンパ球の10〜30%を占め、活性化型レセプターと抑制型レセプターという2種類のセンサーが備わっています。ウイルス感染細胞やがん細胞と出合うと活性化型レセプターから信号が入って相手を攻撃します。しかし正常細胞と出合ったときには抑制型レセプターから信号が入るため、攻撃することはありません。

ここで、1991年に吉本興業株式会社の「なんばグランド花月」で行われた、NK細胞と笑いの関係についての興味深い実験結果をご紹介します。

がん患者を含む19人（20〜62歳）に漫才、漫談、吉本新喜劇（計3時間）を鑑賞してもらい、その前後で血液検査を行ったところ、被験者の7割以上で血中のNK細胞の活性化が確認されました。

このＮＫ細胞は加齢やストレスが原因で活性が低下することが知られていますが、笑うこと以外にも、次に挙げる６項目を心掛けることで、活性を高めることができます。

①　バランスの良い食事
②　質の良い睡眠
③　適度な運動
④　保温に努める（冷えを防ぐ）
⑤　喫煙を控える
⑥　適度な飲酒

また、心身への影響をできる限り少なくするために、自分が受けているストレッサーがどのようなものなのかをチェックして、自分なりにマネジメントすることも大切です。

多忙なタイムスケジュールであれば少しゆるめて、どこかに休養の時間を設けましょう。

精神的な不安が大きい場合は、その不安がどこから来ているのかを見直して発散方法を探すなど、無理のないストレスマネジメントを目指してください。

POINT

適度なストレスは脳を活性化させる一方、過度なストレスはさまざまな病気のリスクを高める。ウイルスやがん細胞を攻撃する免疫細胞の一種にＮＫ細胞があるが、これは笑うことや生活習慣の改善によって活性化させることができる。

37

長生きする習慣は
どっち?

認知症予防のための
健康グッズを使う

認知症予防のために
パチンコをする

高齢になればなるほど、気になってくるのは認知症です。

厚生労働省の調査によると、2012年時点での65歳以上の認知症の人は、約462万人いるとされています。現在60歳前後の人はもちろん、高齢の親を持つ人には気になるテーマのひとつでしょう。

やる気こそが脳を刺激する

現在の医学では、認知症を完全に治す方法は見つかっていません。それゆえ、予防がとても重要とされています。

では、認知症予防について問題です。次に挙げる2つでは、どちらが認知症の予防につながるでしょうか？

①手で握るタイプのツボおし健康器具を毎日握る
②週一回、パチンコをたしなむ

正解は②です。

よく、認知症予防には、「手を使うことが、脳に刺激を与えるので大切」だと言われます。

その意味では、①もあながち間違いではありません。少なからず、認知症予防の効果はあるでしょう。

しかし、いくら効果があるものでも、その人にやる気がなければ、脳への影響は少なく、認知症予防の効果は激減してしまいます。

一方でパチンコは、玉を出したいという気持ちがわいてくるものですし、好きで行っている人が多いので、やる気が起こるという点でとても有効で、脳へ良い影響を与える刺激となります。

私がフィールドワークを行った老人ホームの内部では、入居者がパチンコと麻雀、バカラを楽しめるようになっていました。

この3つのどれが認知症予防に効果的かと言うと、どれも効果があったそうです。

勝負に対する執着、お金に対する執着心が、脳への刺激になるということが分かっています。勝ち負けに特にこだわらず、適当にゲームをしていては効果が期待できません。

ただし、熱くなり過ぎると、そのストレスで心筋梗塞が起こることも考えられるので、リスクとのバランスを考えて適度にたしなむ程度にしておきましょう。

大切なことは、自分で考えたり、仲間と話したりする趣味を見つけ、それを心から楽しむことです。

POINT

認知症予防には、脳を活性化させることが大切。効果を求めて義務的にやるのではほとんど意味がない。その点、パチンコや麻雀は勝負への意欲を生じさせるので効果的。ギャンブルのもつリスクとのバランスを考えて適度に楽しむようにしよう。

38

長生きする習慣はどっち？

難聴になったが
補聴器はつけない

白内障になったが
すぐには手術しない

年を取ると目が見えづらくなったり、耳が遠くなったりするのは仕方がないことです。

どんな人でも年を取ると必ず白内障になりますが、多くの人は手術をすることなく、目薬や眼鏡をうまく利用することで不自由のない生活を維持しています。

また、手術の技術が進んで、白内障の眼内レンズを入れるときについでに近視矯正のレンズを入れることもできます。

同じく、難聴の場合でも補聴器をつけることで聴力を補うことができるのですが、どうしたことか、眼鏡ほどは普及していないのが現状です。

しかし、これは大きな問題です。

難聴は認知症に直結するからです。

難聴が認知機能を低下させる理由

難聴になると、人の話を何度も聞き返すことになります。

聞き返すだけなら問題ないのですが、生返事をしたり、とんちんかんなことを答えたりして、コミュニケーションに支障をきたすことがあります。

そうなると、**「あの人はどうせ聞こえないから」と、周囲の人から声をかけられる機会が減り、本人も自信をなくして引っ込み思案になって、どんどん孤立していってしまうのです。**

テレビを観たいと思っても、家族と同じ音量では聞こえません。最近は字幕が出るようになったといっても、字を追うのに疲れて、ただ画面を眺めているだけという状態にもなってしまいがちです。

このように、聴力が落ちると、それまで当たり前に得られていた情報が入ってこなくなるため、認知機能低下につながるのです。

近視は眼鏡をかけるのに難聴で補聴器を使わないのはもったいない

難聴に対策がないのなら、あきらめるしかないでしょう。

しかし、難聴は、補聴器を使うことで聴力を補うことができます。

補聴器は値段が高いから、ピーピーと異音がするから、見た目がかっこ悪いからといった理由でつけるのを嫌がる人がいますが、最近の補聴器は高級品でなくても性能が上がっていますし、目立たないものもあります。

加齢や認知機能の低下が進行して、機械で補助することができなくなる前に使い始めたほうがいいのです。

近視や老眼になったら、多くの人が眼鏡をかけるのに、難聴は放置して認知症になってしまうのはもったいないでしょう。

認知症にならないようにするためには、情報が今まで通りに目からも耳からも入ってくるように、難聴と診断されたら補聴器を必ずつけるようにしましょう。

POINT

白内障は目薬や眼鏡を使えば手術する必要がないことが多い。一方、難聴になるとコミュニケーションが困難になり認知機能の低下につながることが多いので、補聴器で聴力を補おう。目からも耳からも情報が今まで通りに入るようにしておく。

39

長生きする習慣はどっち？

定年後に
家でのんびり映画鑑賞をする

定年後も
アイドルの「推し活」をする

定年後も働き続けるか、それとも早く辞めて悠々自適に生活するか……。

ここでは、認知症予防という観点から、定年後の生活の送り方を考えてみます。

「仕事人間」か「プライベート重視」か

仕事に情熱を傾けてきた人の早期退職は、長生きしないという話があります。

いつも仕事が最優先で、家庭を顧みなかったし趣味もない、スマホの電話帳リストの半分以上が会社関係で埋まり、それ以外の人との交流がほとんどない……。

そのような人は、退職した途端に付き合う人がいなくなり、毎日やることもなくなってしまい、認知症のリスクが高まります。

一方、プライベート重視の人生を送ってきた人は、早く退職しても交友関係が広く、外に出る機会があるので足腰も弱くならず、長生きする傾向にあります。

あなたが仕事人間であれば、60歳で退職してしまったりせず、給料が半分になっても再雇用制度を利用するのが良いでしょう。

また、いくら再雇用制度で定年が延びるといっても、退職したときのことを考えて、自分が面白いと思える趣味を見つけて、始めておくと良いでしょう。

認知症になりたくなければ「推し活」をしよう

趣味の種類についても、認知症を予防する効果のあるものが分かってきました。

「趣味はなんですか？」と聞かれて、「家でゴロゴロして映画鑑賞したり、買い物したりすること」と答える人は注意が必要です。

こうした漠然とした余暇の過ごし方では、認知症予防の効果は期待できません。

一方で、草野球やボランティアチームへの参加など、社会的なネットワークができる趣味を持つ人は認知症になりにくいと言われます。

近所のスーパーや病院の待合室などで井戸端会議をしている人を見かけますが、会話には認知症予防の効果があり、一人で読書をしている人よりも認知症になりにくいのです。

また、気になる人や物を応援する、「推し活」もおすすめです。

最近は、アイドルグループを応援することが趣味として一般的になっていますが、その人たちからすごいバイタリティを感じたことはありませんか？

アイドルに夢中になることで、脳内ではドーパミンなどの神経伝達物質が多く分泌されます。脳の動きが活発になり、体力や気力も増していきます。

「そんな年甲斐もなくアイドルに夢中になるのはちょっと……」とためらう人もいるでしょう。そんなときには、無理して人を応援したりせず、たとえばワインにハマッてバーに話を聞きに行ったり、有名な醸造所を訪ねたりというように、嗜好品を楽しむのも良いでしょう。

なんであれ、主体的に活動できるような趣味を見つけることが効果的です。

POINT

「仕事人間」だった人は、退職後の人間関係が希薄で趣味もない場合には認知症になりやすい。認知症予防には、人との会話が生まれるような趣味が効果的。気になる人や物を応援する「推し活」は脳を活性化させる効果が注目されている。

40

長生きする習慣はどっち？

慢性的な便秘を放置している

慢性的な下痢を放置している

便秘と下痢はどちらもしないほうがいいのですが、あえて比べるならば、便秘のほうが深刻だと言えます。

下痢には、悪いものを食べたときに起こる急性のものと、ストレスなどによる慢性のものがあります。

慢性的な下痢の場合、何を食べてもしょっちゅう下痢をしてしまって太れないという人がいますが、これは食べた物が体を素通りしてしまうようなもので、栄養をしっかり吸収できていないために起こります。

そういう人は、世界中が飢饉《ききん》にでもなればすぐ命にかかわりますが、今の世の中であれば、高カロリーな食べ物が溢れているので、栄養の吸収がうまくできていなくても大きな問題はありません。

むしろ、ご馳走を食べ過ぎても太らないので好都合だということもあったりします。

一方で便秘は、腸の動きが鈍くなって老廃物がたまり肌荒れが起こる、いきむと血圧が上がり脳出血になりやすいなど、残念ながらデメリットしかありません。

また、食べ物が腸内に滞在する時間が長くなると、悪玉菌が増えることから、がんになるリスクも高くなります。

「良いうんち」を出す方法

良いうんちとは、バナナのような形状で、トイレットペーパーでおしりを拭いても跡がつかないものです。

犬を見ていると分かりますが、動物は健康であれば肛門が汚れないものです。

人間も、うんちをして、おしりを拭いても紙にほとんど跡がつかない日があれば、それは腸の調子が良い日なのです。拭いても拭いてもまだとれないというのは、体調の悪いサインです。

また、拭いて跡がつかないとしても、細切れのうんちは良くありません。

バナナのような形状の良いうんちをするためには、腸活が必要です。

そのためには、腸内細菌、善玉菌を増やすこと。ヨーグルトや納豆などの発酵食品をとったり、善玉菌の餌になるオリゴ糖や水溶性・不溶性を含めた食物繊維で便をかさ増ししたりすることです。

うんちは食べ物の残りカスだけでできているのではなく、その10～15％は腸内細菌の死骸だと言われています。三日間何も食べなくてもうんちは出ますし、寝たきりで一年以上食べずに点滴だけしている人でも、定期的にうんちは出ます。

腸内細菌のバランス状態が良くて、かさ増しの繊維がほどほどに入っているとバナナのような形状の良いうんちになるのです。

定期的な排便のための時間を確保することも大切です。

朝、いつもより5分早く起きて、出ても出なくても、とりあえずトイレに座るという習慣をつけると、毎朝うんちが出てくるようになります。

トイレで座って「さあ出すぞ」という時間を省略してしまうと、その日はもう出さないままで終わってしまいます。便意を感じてからトイレに座るのではなくて、まず座ることによって心と体の準備を整えるようにしましょう。

大便は「体からの大きな便り」

胃がんや胃潰瘍、大腸がんなど、うんちの状態から分かる病気はたくさんあります。トイレで排便して流す前には、必ず状態を見て、臭いのチェックもするようにします。体の調子が悪いと、異常発酵してうんちが臭くなります。状態や臭いがいつもと違うときは要注意です。食べ物や排便習慣を見直し、毎日、便のチェックができるようにしておきましょう。

POINT

便秘も下痢も良くないが、特に便秘は腸内で悪玉菌が増えてがんになる危険性がある。バナナのような形状で、紙で拭いても跡がつかないのが良いうんち。腸活や排便習慣の見直しで良いうんちを出して、状態を毎日チェックしよう。

おわりに

長生きするための習慣の積み重ねには価値があります。

近年の健康ブームで、皆が新しく、楽で、かつ良いものを探そうとしています。ヘビースモーカーなのに健康サプリを探したり、お酒を飲み過ぎているのにウコンや新しいサプリメントを探して飛びついたり、体にマイナスの影響を与える生活習慣を積み重ねていることからは目をそらして、必死でプラスに働く健康法を探してはいないでしょうか。

このようなものを一生懸命に探すのもいいですが、目新しい健康法に飛びつくよりも、もっと根本的な問題に目を向けてみましょう。

お酒を飲み過ぎる習慣が体に及ぼすマイナスの力が「50」だとすると、ウコンで取り返せるプラスの力はせいぜい「1」くらいです。

お酒を毎日大量に飲むのが健康に悪いことは、皆さんもよく知っているはずです。誰でも、まずはその習慣を見直すべきだと分かっています。

太り過ぎは良くない、痩せるためには運動と食習慣の見直しが必要だということも、皆が分かっていることです。

「脂肪を減らす」とラベルに書いてあるお茶に飛びついたりする前に、まずは生活習慣を見直してマイナス要素を消していく、これが100歳まで元気でいるために必要なことです。

かつて、がんは抗がん剤や放射線でしか治療できないと言われていました。

しかし、今や、免疫力を上げることで治療することができます。

ノーベル医学生理学賞の受賞で注目を集めた「オプジーボ」という免疫治療薬を使えば、末期がんに対しても、驚くほどの効果が期待できます。

遺伝子編集した免疫細胞を一度投与するだけで、白血病がほぼ治ってしまうという治療も登場しました。

このように、新しい治療法が次々と出てくる現代においては、**治療ができないと言われてきた病気でも、進行を遅らせることができれば、数年後にはかんたんに治療できてしまう可能性もあります。**

お酒を飲む人は、「日々の酒量を減らしたところで、せいぜい二、三年寿命が延びるだけだよ」と言って、そのまま飲酒の習慣を続けているかもしれません。

しかし、肝臓がんになるとしても、発病が一年遅ければ、その間に新薬が出てきて、治療できるかもしれないのです。

体にマイナスの影響を及ぼす習慣を見直し、病気の進行を遅らせることができれば、健康に天寿を全うすることができる時代になっています。

「長生きするための積み重ね」の価値が大きくなった今、本書をお役立ていただければ幸いです。

秋津壽男

参考資料

内藤裕史『健康食品・中毒百科』（丸善、2007）
小田島慎也ほか「画像強調イメージングの特徴―NBI，FICE，i-scan―『日本消化器内視鏡学会雑誌』、日本消化器内視鏡学会、第52巻、第9号）
川久保清「ゴルフと心筋梗塞」（『心臓』、日本心臓財団・日本循環器学会、第28巻、第1号）
神宮純江ほか「研究 福岡市における急死の実態について」（『心臓』、日本心臓財団・日本循環器学会、第25巻、第3号）
森田昌敏「重金属の代謝と体内分布」（『有機合成化学』、有機合成化学協会、第39巻、第11号）
山田悟「食後高血糖は有害か：臨床的エビデンスに基づく検証」（『月刊糖尿病』、医学出版、第5巻、第12号）
伊丹仁朗ほか「笑いと免疫能」（『心身医学』、日本心身医学会、第34巻、第7号）
篠原菊紀「パチンコ・パチスロを、世のため、人のために役立てる」（『日遊協』、日本遊技関連事業協会、第16巻、1月号）
日本糖尿病・生活習慣病ヒューマンデータ学会「糖尿病標準診療マニュアル2023」
国立長寿医療研究センター「あたまとからだを元気にするMCIハンドブック」
厚生労働省HP「使用上の注意の改訂について（その192）」（医薬品・医療機器等安全性情報No．242）
国立国際医療研究センター研究所HP「糖質制限食による死亡リスク―メタアナリシスによる検証―」
東北大学HP「長年にわたって大酒飲みの人の腸内フローラはどうなっているのか？」
東京都保健医療局HP「がん対策について」
厚生労働省HP「早期発見・早期治療につなげるために正しく知ろう！　がん検診」
オリンパスHP「胃・大腸がん検診と内視鏡検査に関する意識調査白書2021」
国立がん研究センターHP「乳がんの手術について」
厚生労働省HP「後発医薬品等の製造管理及び品質管理について」

ツムラHP（医療関係者向けサイト）、「ツムラ医療用漢方製剤・副作用一覧」
富士経済HP「第22107号 ユーザーが増加するサプリメントの国内市場を調査」
東京都健康安全研究センターHP「注意が必要な健康食品」
厚生労働省HP「健康被害情報・無承認無許可医薬品情報」
和温療法研修センターHP「和温療法とは」
国立長寿医療研究センターHP「ロコモティブシンドローム（ロコモ）をご存知ですか」
日本整形外科学会HP「始めよう！ ロコトレ」
厚生労働省HP「日本人の食事摂取基準（2020年版）」
農林水産省HP「各国の食品・添加物等の規格基準」
日本医学臨床検査研究所HP「過度のアルコール摂取と健康について」
国立がん研究センターHP「喫煙、飲酒と口腔・咽頭がん罹患リスクについて」
京都大学環境安全保健機構産業厚生部門HP「水うがいで風邪発症が4割減少」
京都府立医科大学HP「京都府立医科大学と伊藤園の共同研究 茶カテキン類による新型コロナウイルス不活化効果を試験管内の実験で確認」
厚生労働省HP「新型コロナウイルスの消毒・除菌方法について（厚生労働省・経済産業省・消費者庁特設ページ）」
厚生労働省HP「e-ヘルスネット ストレス」
国立長寿医療研究センターHP「〝趣味活〟でイキイキした毎日を【認知症予防】」
NHK HP「製薬会社の行政処分相次ぐ メーカーに何が？」
『日本経済新聞』HP「やり過ぎ厳禁！「適度な運動量」ってどれくらい？」

著者紹介

秋津壽男（あきつ・としお）

秋津医院院長。

日本内科学会認定総合内科専門医、日本循環器学会認定循環器専門医、日本医師会公認スポーツドクター、日本体育協会公認スポーツドクター、日本禁煙学会認定禁煙専門医。

1954年（昭和29年）和歌山県生まれ。1977年大阪大学工学部を卒業後、再び大学受験をし、和歌山県立医科大学医学部に入学。1986年に同大学を卒業後、循環器内科に入局し、心臓カテーテル、ドップラー心エコー等を学ぶ。

その後、東京労災病院等を経て、1998 年に品川区戸越銀座に秋津医院を開業。現在、『主治医が見つかる診療所』（テレビ東京系）にレギュラー出演中。著書に『放っておくとこわい症状大全』（ダイヤモンド社）等がある。

執筆協力：新田由紀子
本文デザイン：梅里珠美（北路社）
校正：鷗来堂

100歳《さい》でも元気《げんき》なのはどっち？

長生《ながい》きする人《ひと》・しない人《ひと》の習慣《しゅうかん》　〈検印省略〉

2024年　1　月　28　日　第　1　刷発行

著　者――秋津 壽男（あきつ・としお）
発行者――田賀井 弘毅
発行所――株式会社あさ出版
〒171-0022　東京都豊島区南池袋 2-9-9 第一池袋ホワイトビル 6F
電　話　03 (3983) 3225 (販売)
　　　　03 (3983) 3227 (編集)
F A X　03 (3983) 3226
U R L　http://www.asa21.com/
E-mail　info@asa21.com
印刷・製本　広研印刷（株）

note　http://note.com/asapublishing/
facebook　http://www.facebook.com/asapublishing
X　http://twitter.com/asapublishing

ISBN978-4-86667-659-3 C0030